Recupera tu Salud
atravez de la Nutricion

Recupera tu Salud atravez de la Nutricion

Alicia Herrera

authorHOUSE®

AuthorHouse™
1663 Liberty Drive
Bloomington, IN 47403
www.authorhouse.com
Phone: 1-800-839-8640

First published by AuthorHouse   08/24/2011

ISBN: 978-1-4634-4198-2 (sc)
ISBN: 978-1-4634-4199-9 (ebk)

INDICE

Dedico este libro al señor Jesucristo,
Que me ha dado la salud y la sabiduria para hacerlo
la idea de escribir este libro nacio en mi hace algunos
años y gracias a Dios que pude terminarlo, mi deseo
es ayudar a mucha gente a recuperar su salud y que
vivan una vida plena

**Amado yo deseo que tu seas presperado en todas las
cosas y que tengas salud, asi como prospera tu alma
3 Juan 2**

Introduccion

Mi deseo es que este libro sea de bendicion y de ayuda para cualquier persona que este enferma y quiera recuperar su salud. Y si esta sana, pues mucho mejor. Este libro es para usted! Ya que dare varios pasos que le ayudaran a mantener su salud y prevenir muchas enfermedades incluyendo diabetes, artritis, cancer, entre otras. Como dicen es mejor prevenir que lamentar y esta es una gran verdad, si nos cuidamos cuando somos jovenes vamos a poder gozar de una buena salud y poder disfrutar de la vida cuando lleguemos a una edad avanzada.

Cuando somos jovenes no pensamos en lo importante que es tener salud. No pensamos en que podemos hacer muchas cosas para cuidar nuestro cuerpo y prevenir enfermedades. Si desde temprana edad empezamos a tomas responsabilidad por nuestra salud, podemos prevenir muchas enfermedades degenerativas. La alimentacion que tenemos en este pais es lo que poco a poco nos esta matando, el hombre se esta destruyendo a si mismo con lo que esta cominendo. Entonces, Que podemos hacer? Como va a estar la salud de los niños cuando lleguen a una edad adulta? Si es que llegan! porque ahora el cancer y otras enfermedades esta terminando con la vida de muchos niños. Me frusto tanto y me puedo cuando veo a los jovenes comer lo que a ellos les gusta;

pizza, hot dogs, hamgurgesas, litros de bebidas gaseosas. Si siguen comiendo de esa de esta manera no van a llegar a una edad avanzada como nuestros antepasados, ademas tendran muchos problemas de salud desde caries, obesidad, alta presion, existen muchos jovenes que desde muy temprano en su vida tiene que usar lentes. Esto no se veia en decadas pasadas. Necesitamos educarnos para saber que podemos hacer para poder ayudar a nuestros niños para que tengan en mejor estilo de vida y tratar de prevenir tan terribles enfermedades como el cancer y el diabetes. Simplemente dandoles un suplemeto de vitaminas y minerales puede hacer la diferencia en sus vidas, ya que la mayoria de los problemas de salud estan directamente relacionados con mal-nutricion, es decir deficiencia de nutrientes. Si el cuerpo esta fuerte, va a poder destruir cualquier invasor que quiera dañarlo, al tener un sistema de defensas fuerte, la persona puede estar en medio de virus o bacterias y estas no van a poder dañarlo. Si se empiezan a desarrollar celulas anormales, el cuerpo mismo va a ser capaz de destruirlas y no dejar que se sigan multiplicando.

Dios quiere que gozemos de una vida plena en todas las areas de nuestra vida, incluyendo nuestra salud. Dios no hizo al hombre para que estuviera enfermo. La Biblia dice en Isaias 53:4 Ciertamente llevo el nuestras enfermedades, y sufrio nuestros dolores . . . . Si padecemos problemas de salud es por nuestra desobediencia o por ignorancia. La mayoria de nosotros sabemos o tenemos una idea de las cosas que pueden dañar nuestro cuerpo; sin embargo continuamos haciendo, por ejemplo todos sabemos que el exceso de grasa y de azucar perjudica mucho nuestra salud, pero nos encantan los tacos y los pasteles. La adiccion al azucar es un problema muy serio que nos esta matando lentamente. Ay cosas obvias que todos conocemos, pero hay muchas otras cosas que tal vez ignoramos.

Tengo 6 años estudiando nutricion y medicina alternativa, tengo mi certificado como Profesional de la Salud Natural he aprendido mucho y quiero compartir con ustedes mis conocimientos. Como nutricionista puedo decirles que la mayoria de los problemas de salud pueden mejorar mucho o corregirse atravez de su dieta. El 80% de nuestros problemas de salud estan relacionados con lo que comemos, el otro 20% incluye otros factores como el medio ambiente en el que vivimos y nuestro estilo de vida. Como decia Hipocrates, el padre de la medicina "Que tu alimento sea tu medicina y que tu medicina sea tu alimento". Yo cre firmemente en esto y lo creo porque creo en la palabra de Dios que dice en el libro de Oseas 4:6 Mi pueblo fue destruido, porque le falto conocimiento. Realmente nos falta mucho conocimiento para saber lo que nuestro cuerpo necesita. Nuestro cuerpo nos habla, nos da señales de lo que esta pasando en el y de lo que necesita, necesitamos aprender a escucharlo y a obedecerlo, tambien necesitamos intruirnos; aprender como esta hecho nuestro cuerpo y cada funcion de cada organo, es impresionante estudiar el cuerpo humano y darse cuenta de la manera en que funciona, es algo perfecto lo que Dios hizo cuando formo al hombre y le dio un cuerpo fisico. La Biblia no menciona drogas quimicas para tratar deficiencias del cuerpo, menciona el alimento y menciona la oracion. Ezequiel 47:12 Y junto al rio, en la rivera, a uno y a otro lado, crecera toda clase de arboles frutales; sus hojas nunca caeran, ni faltara su fruto. A su tiempo madurara, porque sus aguas salen del santuario; y su fruto sera para comer, y su hoja para medicina.

Marcos 16:18 . . . sobre los enfermos pondran sus manos, y sanaran. Hoy en dia la ciencia a avanzado muchisimo. Hay mas medicina y equipo mas sofisticado para hacer pruebas de laboratorio y demas estudios, pero tambien tenemos mas gente enferma, parece que entre mas avanza la ciencia, tambien avanzan mas las enfermedades. Esto se debe a que entre mas medicina tome la persona mas enferma va a estar, porque todas las medicinas tienen efectos secundarios, unas mas fuertes que otras, pero todas de alguna manera dañan su salud. Por otro lado la medicina convencional no trata las enfermedades, solamente trata los sintomas, por ejemplo, una persona que tiene diabetes, nunca va a sanar del diabetes tomando medicina; sin embargo la medicina alternativa, no trata los sintomas, trata la raiz del problema. Una persona con diabetes puede sanar, dandole a su cuerpo la nutricion que necesita y controlando su dieta. Su medico nunca le va a decir que puede sanar de diabetes, sino que simplemente le va a dar una receta cada mes para que surta su receta y siga controlando los sintomas. Como Profesional de la Salud Natural trato a la persona por completo incluyendo todas las areas de su cuerpo fisico. El medico divide a la persona, por ejemplo si padece del corazon, la mandan con el cardiologo y el cardiologo se enfoca solamente en el corazon y que de las otras areas de su cuerpo. Cada miembro de su cuerpo trabajan en conjunto, unidos ayudandose uno a otro, no podemos separar las partes del cuerpo. La biblia dice que si una parte del cuerpo sufre, todo el cuerpo sufre, debemos darle nutricion a todo el cuerpo. Si por negligencia o por ignorancia a dañado su cuerpo, dejeme decirle que hay esperanza

El cuerpo tiene la habilidad de regenerarse, es decir de curarse a si mismo, si le damos los nutrientes que este necesita. Su cuerpo necesita vitaminas minerales, antioxidantes, grasas escenciales y otros suplementos, tambien necesita descanso apropiado y un buen programa de ejercicio fisico. A hacer todo esto usted gozara de una buena salud y podra vivir una vida plena que es la voluntad de Dios.

Capítulo 1

MANTENGA UNA BUENA RELACION CON DIOS

El primer paso para tener buena salud tanto física como mental y espiritual es tener una buena comunion con nuestro creador. Cuando Dios formo al hombre, lo hizo para tener una comunicacion directa con el.

Genesis 4:8 dice y oyeron la voz de Jehova Dios que se paseaba en el huerto, al aire del dia; y el hombre y su mujer se escondieron de la presencia de Jehova entre los arboles del huerto. Dios hablaba directamente con ellos. Este versiculo nos dice que escucharon su voz, no lo veian fisicamente, pero si podian escuchar su voz y mantener una comunicacion con el, conversaban entre ellos. Vemos en el versiculo 9 de este mismo capitulo que Dios llamo al hombre, le dijo: Donde estas tu? En el versiculo 10 Adan le contesta. Oi tu voz en el huerto y tuve miedo, porque estaba desnudo; y me escondi. Aqui podemos ver que sostenian una conversacion.

Asi como hablaba con ellos, Dios quiere tener esa misma relacion con nosotros. La Biblia dice en Hebreos 13:8 Jesucristo es el mismo ayer, y hoy, y por los siglos. Dios quiere que hablemos con el y el con nosotros. El puede hablarnos de forma audible asi como hablaba con Moises, tambien puede hablarnos de diferentes maneras; por medio de su palabra, por medio de una predicacion, o por medio de un hermano. De cualquier manera que usted escuche su voz, lo importante es que tengamos una comunion diaria con el, esto nos da vida, vida para el espiritu y sanidad para el cuerpo.

En los versiculos antes mencionados del libro de Genesis vemos que Adan no queria hablar con Dios, trato de esconderse de la presencia de Dios. Sintio miedo cuando escucho la voz de Dios porque habia desobedecido, falto a un mandamiento que Dios le habia dado y Dios le hecho fuera de su presencia y huvo una separacion entre Dios y el hombre y empezaron a sufrir; ya no vivian esa vida plena para la cual habian sido creados. Romanos 6:23 porque la paga del pecado es muerte, mas la dadiva de Dios es vida eterna en Cristo Jesus Señor nuestro. El pecado nos separa de Dios. Cuano hay pecado en nuestra vida, no podemos escuchar la voz de Dios. Dios quiere hablarnos. El quiere que gozemos de salud, pero si estamos en desobediencia, ponemos una barrera entre nosotros y Dios, nuestras oraciones no son contestadas, simplemente porque no estan llegando a la presencia de Dios, hay algo ahi que esta estorbando y esto es el pecado.

Si esta padeciendo en su cuerpo fisico, primero analize su vida, en oracion pidale al Señor que escudriñe su Corazon y que traiga a memoria algun pecado que pudiera estar oculto, que esto sea sacado a luz para que usted pueda ser libre. Quiza pueda ser falta de perdon, alguien que usted no ha podido perdonar. Esto puede ser muy dañino para nuestra salud tanto fisica como espiritual. La falta de perdon nos enferma, por esto es muy importante como dice en el libro de lamentaciones

4:40 Escudriñemos nuestros caminos, y busquemos y volvamos a Jehova.

Si de todo Corazon buscamos A Jehovah, el nos va a enseñar y a revelar que es lo que esta estorbando para poder oir su voz y para poder gozar de una buena salud.

Una vez que Dios halla escudriñado nuestro corazon y le hallamos pedido perdon, debemos mantener una comunion diaria con el por medio de la oracion. Dedicar un tiempo de oracion diaria es muy bueno, especialmente en la mañana. Hablar con Dios 10 a 20 minutos diarios puede hacer grandes cosas en nuestra vida. Por medio de la oracion, Dios nos da la fortaleza que necesitamos para enfrentar los problemas de cada dia y nos da poder para vencer el pecado. En la presencia de Dios encontramos paz. En la presencia de Dios hay plenitud de gozo. En la presencia de Dios estamos com pletos y aun si no tuvieramos nada mas, tal solo su presencia, seriamos felices en cuerpo y espiritu.

Oh Jehova, de mañana oiras mi voz; de mañana me presentare delante de ti, y esperare. Salmo 5:3

Capítulo 2

PREVINIENDO ENFERMEDADES ATRAVEZ DE SU DIETA

Nuestro cuerpo debe de ser tratado con mucho cuidado y respeto, no deberiamos de darle algo que pueda danarlo. Existen muchas cosas que estamos haciendo que estan dañando a nuestro cuerpo. Con unos pequenos cambios en su estilo de vida y en su alimentacion, su salud mejorara considerablemente. Empezemos con lo que estamos comiendo.

En primer lugar, estamos comiendo demasiado, las porciones que comemos son muy grandes, es demasiada comida pero con muy pocos nutrientes. Nuestro cuerpo no necesita grandes cantidades de comida, lo que necesita son nutrientes y la mayor parte de la comida que estamos comiendo son calorias vacias. Si cambiaramos a mas nutrientes y menos calorias, las cosas cambiarian para nosotros. Quiza se preguntara y Como se hace esto? Bueno, los alimentos deben de estar en la forma mas natural posible. Si va a comer vegetales, que sean crudos, los vegetales, al igual que las frutas son muy buena fuente de nutrientes y de enzimas, pero si los coce pierden la mayoria de los nutrientes y de las enzimas o si los compra enlatados, poquito peor, esto si que ya no tiene nada bueno, la contrario le hace mas mal que bien. A la mayoria de la fruta enlatada le agregan azucar, ademas la frusta puede contener aluminio que puede soltar la lata. El aluminio es un ametal pesado que puede quedarse en el cuerpo por años y puede causar varios problemas de salud entre ellos alzheimers y demencia. Asi que evite la comida enlatada si no puede obtenerla fresca entonces comprela congelada. Hay diferentes maneras de cortar calorias y obtener mas nutrientes. Por ejemplo en lugar de comer pollo frito empanizado, cocinelo en el horno, usando hierbas como especias; de esta manera estara quitando las calorias del aceite y las de la arina que usan para empanizarlo.

Las personas que comen pequeñas cantidades de comida, va a estar mas sana que la que consume grandes cantidades. Es mejor comer 5 veces al dia, porciones pequeñas que una o dos veces al dia una porcion bien grande. La persona que come una vez al dia tiende a ser obesa y esto es porque el metabolismo se pone muy lento. Personas que vienen a consultarme me preguntan: Porque estoy gorda? Como una vez al dia. Le contesto precisamente por eso tiene sobrepeso, al comer una vez al dia no esta obteniendo la cantidad adecuada de nutrientes que su cuerpo necesita. La persona se vulve muy indisciplinada cuando se trata de comer. El consejo que les doy es que empiezen a comer 3 a 5 veces al dia porciones pequeñas y especialmente que almuercen. El almuerzo debe de ser el alimento mas importante del dia. Usted no puede correr un carro sin gasolina, entonces como quiere que su cuerpo empiece a trabajar sin combustible. El primer alimento le va a dar la energia para empezar su dia con muchas ganas. Es importante que incluya proteina en su almuerzo. Si come una buena porcion de proteina y una pequeña porcion de carbohidratos, se sentira satisfecha, con energia y no comera tanto a la hora de la comida. Las personas que no almuerzan, para la hora de la comida tendran tanta hambre que se comeran lo que sea y en cantidades muy grandes, por ejemplo una hamburgesa doble con un refresco extra grande. Los restaurantes estan sirviendo porciones cada vez mas grandes y al comer porciones tan grandes, el estomago y los intestinos se pueden expandir, es decir agrandarse mas del tamaño normal y la persona se acostumbrara a comer grandes cantidades de comida, es lo mismo que la persona que come poco, su cuerpo se acostumbra a comer pequeñas cantidades, que cuando trata de comer demas, se sinte muy mal. Necesitamos escuchar a nuestro cuerpo, este nos dice cuando debemos de parar de comer. Debe de haber una comunicacion entre el estomago y el cerebro, cuando el estomago esta lleno, el cerebro le manda una señal diciendole que pare de comer, si no escuchamos esa señal y seguimos comiendo y comiendo, esa comunicacion se pierde y la persona no va a saber cuando debe de parar de comer. Conozco personas que nunca paran de comer es porque la comunicacion se ha perdido.

Yo estoy acostumbrada a comer porciones pequeñas de comida. Como cuatro a cinco veces al dia porciones chicas. Cuando como fuera de mi casa; en un buffet por ejemplo siempre termino comiendo demas, es por esto que no me gusta ir al buffet. Al decir que me siento mal, no quiero decir que me sienta culpable por haber comido de mas, me siento muy incomoda del estomago por no haber parado de comer cuando senti que debia de hacerlo, es por eso que casi siempre como en mi casa.

El cuerpo se beneficiara mas cuando come poco. Debemos de comer como las personas que tienen diabetes de cada 3 a 4 horas, de esta manera su cuerpo obtendra los nutrientes necesarios y tendra un muy buen metabolismo. La verdad es que estamos comiendo demasiado, mucho mas de lo necesario, por eso la obesidad esta en aumento cada vez mas. La persona que come demasiado se envejecera mas pronto y claro tendra mas problemas de salud.

Combinando bien sus alimentos

Combinar la comida en forma apropiada es otro factor muy importante para tener buena salud. Empezemos con las frutas; las frutas son una excelente fuente de enzimas, estas son necesarias para la digestion. Las frutas deben de comerse solas, nunca deben de mezclarse con los alimentos o comerse inmediatamente despues de los alimentos, este es un error muy grande, ya que el cuerpo no va a poder digerirlas; la fruta se va a fermentar y luego la persona se va a sentir inflamada y llena de gases. Puede comer la fruta una hora antes de los alimentos o dos horas despues, especialmente si come proteina, ya que el cuerpo tarda dos horas para digerir la proteina.

Nunca combine la proteina con los carbohidratos. Debemos de olvidarnos de la acostumbrada cena de steak y papa asada o pollo y pure o ensalada de papa. Este es otro error muy grande que hacemos porque el cuerpo digiere primero la proteina y los carbohidratos se quedan almacenados en forma de grasa. Es mucho trabajo para su sistema digestivo digerir proteina y carbohidrato al mismo tiempo, simplemente no lo puede hacer y los carbohidratos se convierten en grasa. La persona gana peso y tiene muy mala digestion, la grasa se va quedando almacenada en el abdomen y en las caderas en las mujeres. La comida debe de darnos energia y no sueño, si le da sueño despues de comer quiere decir que esta comiendo demasiado y que esta combinando muy mal la comida, su cuerpo va a tratar de dormirlo para poder empezar a tratar de digerir todo lo que le dio. Empieze a tratar de combinar bien los alimentos y tendra mejor digestion, perdera peso y perdera la barriga, ya que es la primera parte del cuerpo donde empezamos a almacenar grasa. La proteina la debe de combinar con vegetales bajos en almidon, vegetales verdes o de color fuertes son muy buenos como la calabaza, zanahorias, esparragos, etc. Cuando coma carbohidratos altos en almidon como papas, pastas y arroz tambien los debe de comer con vegetales de preferencia frescos y crudos. Cuando come de esta manera, su digestion va a ser muy buena, va a ser mas regular y no se va a envejecer prematuramente.

Otra cosa muy importante es evitar liquidos durante la comida, el agua se debe de tomar 30 minutos antes o 30 minutos despues de los alimentos. Cuando toma liquido durante la comida esta disolviendo los jugos gastricos, estos son muy necesarios para la digestion. Hay personas que se toman de 2 a 3 vasos de soda durante la comida. Esto es muy malo, ya que la soda va a causar acidez y una mala digestion. El reflujo de acido es muy comun en estas personas. Yo acostumbro tomar un te de hierbas caliente unos 30 minutos despues de que como. Me gusta mucho el te verde porque me da energia y me ayuda a no acumular grasa en el abdomen. El te de yerbabuena es muy bueno porque nos ayuda a tener mejor digestion.

El Peligro del exceso de azucar

Comer algo dulce despues de los alimentos tambien causa acidez, el acostumbrado postre debemos de evitarlo. Si usted siente deseo de comer algo dulce despues de comer es porque esta teniendo una deficiencia de Cromo en su cuerpo, el Cromo es un mineral muy importante para la salud del pancreas y nos ayuda a mantener los niveles de azucar en la sangre en un nivel saludable y para que no se nos antoje tanto lo dulce. El exceso de azucar suprime el sistema inmunologico, es decir las defensas del cuerpo, esto nos hace muy susceptible a enfermedades, tambien causa que el pH se torne acido. Tener el pH acido es muy peligroso porque es cuando ocurren las enfermedades, por ejemplo el cancer se desarrolla en un cuerpo acido. La persona promedio consume 160 libras de azucar por año, comparado con decadas atraz que solo se consumian 16 libras, esto es terrible!

El ezucar esta causando grandes daños a nuestra salud. Existen muchas condiciones de salud que estan asociadas con el consumo de azucar como lo son la obesidad, eczema, problemas cardiovasculares, depresion, candida, hiperactividad en los niños, caries y muchas mas. El numero, la forma y la actividad de las celulas blancas se ven adversamente afectadas por el exceso del consumo de azucar por lo tanto el azucar contribuye en gran manera a que se reproduzcan celulas anormales en el cuerpo y esto puede llevar a desarollar cancer. En otro capitulo hablare mas del azucar y como contribuye al cancer.

La mayoria de nosotros, cuando decimos azucar, tendemos a pensar en el polvo blanco que ponemos en el café, pero en realidad el azucar viene en diferentes formas; incluyendo molasa, glucosa, jarabe de maiz, azucar morena, fructosa, sucrose, miel, sorbitol, cristales de azucar de caña, azucar morena jugos de frutas concentrados y azucar natural. No debemos de ser engañados cuando leemos una etiqueta y no dice azucar, pero dice cualquiera de estos nombres antes mencionados.

Existen otras alternativas que podemos usar en lugar de todo esto. Hay otros productos muy buenos que podemos usar en lugar del azucar regular como la Stevia y el Xilitol. La stevia es una planta muy dulce que se ha usado por miles de años por los indios de Guarani. Esta es la planta que uso Moises para endulzar las aguas amargas cuando no tenian agua para beber. La stevia tiene muchos beneficios para la salud. Nutre el pancreas y no causa que el nivel de azucar en la sangre se eleve, es muy beneficiosa para las personas diabetica. Se ha reportado que la stevia ayuda a controlar el apetito, ayuda a que se recuperen mas rapido de la gripe y es una ayuda para las adicciones del alcohol y de tabacco, tambien tiene propiedades antibacteriales. El Xilitol es un endulsante de fuentes naturales es seguro para las personas con diabetes y puede usarse en lugar del azucar de mesa ya que tambien puede usarse para cocinar. El Xylitol puede encontrarse en bayas, frutas vegetales y hongos, difiere de otros endulsantes como sorbitol, fructose y glucosa porque la molecula de xylitol tiene cinco atomos de carbono, en vez de seis. Xilitol es mas que un substituto de azucar es un enducolorante terapeutico, ya que ayuda a:

Reducir el desarrollo de caries dentales

Resiste la fermentacion por bacteria bucal

Reduce la formacion de placa

Aumenta el fluido salival para ayudar en la reparacion de esmalte dañado en los dientes

Tiene un sabor dulce sin dejar mal sabor en la boca

Provee un tercio menos de calorias que el azucar
Su bajo indice glycemico lo hace util como alternativa para el azucar para personas con diabetes y para aquellos que buscan un estilo de vida mas saludable

El reflujo del acido es un problema muy comun entre las personas que no cuidan su dieta y que consumen grandes cantidades de azucar. El reflujo del acido puede ser causado cuando el estomago esta bajo mucha presion o cuando el musculo entre el estomago y el esofago no estan haciendo su trabajo. El musculo inferior alrededor del estomago se debilita o se expande despues de una comida abundante, entonces no puede cerrarse correctamente y el acido del estomago salpica en el esofago, literalmente quemandolo y puede ser un dolor tan fuerte que se puede confundir con un ataque al corazon. Este es un problema que se puede prevenir comiendo pequeñas cantidades de comida y evitando los alimentos que causan acidez como las frutas citricas, la leche, el te, el café, las bebidas gaseosas, el chocolate y las comidas fritas. Si no se corrije, el reflujo del acido puede llevar a otras condiciones mas serias como ulcera gastrica e inclusive el cancer.

Coma alimentos organicos tanto como sea posible

Seria ideal regresar a la alimentacion que tenian nuestros antepasados cuando la comida era comida de verdad. Mi abuelo era agricultor, sembraba de todo y cuando teniamos hambre, tomabamos el alimento de la tierra o de los arboles y era 100% natural. El no le ponia insecticidas y pesticidas como hoy en dia hacen con los alimentos. Tenia muchos arboles frutales, tenia una higuera muy grande. Me gustaba mucho subirme a la higuera y alla arriba comia higos hasta que me llenaba, esos higos eran deliciosos, nunca he vuelto a probar higos tan ricos como esos. Esa atapa de mi vida la puedo comparar como cuando Dios creo al hombre y lo puso en el huerto y cuando tenian hambre arrancaban frutas de los arboles y tomaban raices de las plantas y comian. La comida de hoy en dia ya no tiene la misma cantidad de nutrientes que antes, y esto se debe a la manera como es cultivada y por que la tierra ya no la dejan descansar como antes para que renueve sus minerales. Ahora para poder tener una buena cosecha estan agregando grandes cantidades de quimicos como pesticidas y fertilizantes. Todos estos quimicos estan dañando nuestra salud. Estos contribuyen a varias enfermedades incluyendo obesidad, desbalances hormonales, sindrome premenstrual, cancer entre otras.

Al comer alimentos organicos nos aseguramos de no consumir quimicos peligrosos como pesticidas y fertilizantes. Esto es especialmente importante para los niños porque los pesticidas que son supuestamente seguros para los adultos pueden ser muy dañinos para el cuerpode los niños pequeños. Los productos organicos son producidos en tierra que han sido fortalecida con materiales organicos. Estudios has demostrado que los alimentos organicos tienen lo doble de nutrientes que los productos que se cultivan de manera convencional. No solamente las frutas y los vegetales Deben de ser organicos, sino tambien la leche, la carne y los huevos. Si usted piensa que la leche es un buen alimento, pienselo de nuevo. Las estadisticas indican que algunas decadas atraz, una vaca producia aproximadamente 2,000 libras de leche al año. Hoy en dia una vaca produce aproximadamente 50,000 libras de leche al año. Quiza usted este pensando, las vacas de hoy son mejores que las de antes, pero en realidad las estan forzando a producir mas leche y esto lo hacen por medio de drogas, antibioticos y la alimentacion forzada que les dan. La hormona bovina de crecimiento o BGH por sus siglas en ingles estimula la produccion de leche, ya no estan produciendo la leche de una manera normal y natural. Esta hormona se pasa a la leche y es consumida por los humanos. Esta hormona causa mastitis en las vacas, para tratar esta inflamacion se requiere el uso de antibioticos y residuos de los antibioticos tambien se pasan a la leche, entonces si usted esta tomando leche o comiendo carne de res que no es organica, esta tomando hormonas y antibioticos y sabemos que el uso de antibioticos daña mucho nuestra salud ya que destruye la bacteria buena que son las defensas del cuerpo y al esta ser destruida, se empieza a desarrollar bacterias malas, parasitos y hongos y estos malos amigos pueden contribuir a graves problemas de salud. Hay gente tan enferma y van al medico y el medico no sabe que tienen, en la mayoria de los casos son parasitos y hongos. Algo parecido pasa con los pollos, tambien a estos les inyectan hormonas para que crezcan mas y mas rapido, como puede ver ya todo lo estan forzando a reproducirse, por esto es muy importante tratar de comer alimentos organicos lo mas posible. Cuando es organico, se le da un trato mas humano a los animales y a la tierra.

No se preocupe pensando que si no toma leche va a estar deficiente de calcio, el cuerpo humano a los dos años de edad, ya no produce las enzimas necesarias para digerir la leche, asi que aunque este tomando mucha leche,no esta obteniendo calcio, al contrario los niños que toman mucha leche generalmente estan deficientes de muchos nutrientes, ya que la leche les roba los nutrientes, formando una capa en el estomago y no deja que los nutrienes pasen al cuerpo, la leche es para los bebes y me refiero a la leche materna, no a la leche de vaca.

No se olvide de los aceites escenciales

Evite los aceites hidrogenados es decir las grasas malas. Los aceites hidrogenados son muy peligrosos, atacan las paredes de las arterias y pueden causar problemas cardiovasculares. Esta clase de aceites nos pueden llevar a muchos problemas de salud incluyendo obesidad, alta presion, cancer de los senos y del colon. Debemos buscar las grasas buenas. La mayoria de nosotros estamos deficientes de los aceites escenciales, ya que el cuerpo no los produce por si solo, si no los obtenemos por medio de nuestra alimentacion, entonces estamos deficientes de ellos. Estos aceites se encuentran en las semillas, en las nueces, en las almendras y en los cacahuates, tambien se encuentran en el aceite de pescados que viven en aguas frias como el salmon y el atun. Aun si comemos de estos alimentos todos los dias, podemos estar deficientes de las grasas buenas, necesitariamos comer cantidades muy grandes de estos alimentos para poder obtener la cantidad adecuada que el cuerpo necesita, asi que los mas recomendable es tomar un suplemento de Omega-3 y Omega-6; ya sea aceite de pescado o aceite de linaza. Las grasas escenciales tienen muchos beneficios para nuestra salud incluyendo: Ayudan a mantener la presion sanguinea en un nivel saludable, bajan los trigliceridos y el colesterol malo, bajan la inflamacion, ayudan a reemplazar las grasas saturadas con grasas que no son saturadas, aumenta el ritmo al que el cuerpo quema la grasa, nutre la piel, el cabello y las uñas, mejora la salud del cerebro y mucho mas! Omega-3 es usualmente derivado del pescado, mientras que el Omega-6 es derivado de las plantas.

Sintomas de que estamos deficientes de Omega-3 and Omega-6

Piel seca o eczema

Cabello seco o caspa

Problemas de salud causados por inflamacion como artritis

Sed excesiva o sudoracion excesiva

Sindrome premenstrual o dolor en los senos

Retencion de agua

Infecciones frecuentes

Olvidadizo o dificultades para aprender

Presion sanguinea alta

Trate de evitar a toda costa las grasas saturadas, si evita la comida frita y limita la grasa de fuente animal, va ha estar limitando este tipo de grasa. Cuando calentamos el aceite a temperaturas muy altas, o cuando el aceite es calentado vez traz vez como en los restaurantes, el aceite se hace rancio y contiene agentes que pueden causar cancer, ademas al comer alimentos fritos estas agregando extra calorias. Una cucharada de aceite contiene 130 calorias. Evite comer en restaurant especialmente el restaurantes de comida rapida, este tipo de comida contiene grandes cantidades de grasa ademas de aditivos y otros ingredientes peligrosos.

Todas las cosas me son licitas, mas no todas convienen; todas las cosas me son licitas, mas yo no me dejare dominar de ninguna. 1 Corintios 6:12

Capítulo 3

LIMPIEZAS, LIMPIEZAS Y MAS LIMPIEZAS

Nuestro cuerpo esta lleno de toxinas, simplemente porque el aire que respiramos, el agua que tomamos, y la comida que comemos contiene una gran cantidad de toxinas. Para tener una mejor salud necesitamos sacar esas toxinas de nuetro cuerpo. Hay varias limpiezas que deberiamos de hacer; tales como la limpieza del colon, la limpieza de los riñones, la limpieza del higado y la de la vesicula, la limpieza del sistema linfatico. En la mayoria de los casos, las toxinas son la causa principal de las enfermedades. Simplemente sacando toxinas de su cuerpo su salud podra mejorar considerablemente.

Empezemos con la limpieza del colon

La funcion principal del colon es recojer los desperdicios del cuerpo para expulsarlos y que estos no sean reabsorbidos, el colon elimina:

La comida sobrante, que no se puede digerir

La comida que se digiere, pero que el cuerpo no asimilo

Las secreciones de los intestinos (la mucosidad y las sales)

La bacteria y los parasitos y los desperdicios de la sangre y de los tejidos

El colon mide aproximadamente 90 centimentros de largo y 3.8 centimetros de diamentro, pero puede agrandarse hasta tres veces mas de su tamaño normal. La persona promedio carga de 10 a 25 libras de materia fecal en su colon. Esta es una persona que tiene un peso normal. Ahora imaginese a una persona con sobrepeso! Esta puede cargar hasta 40 libras de excremento. Todas estas toxinas estan envenenando al cuerpo porque si no son eliminadas apropiadamente pueden estar siendo reabsorbidas por la sangre y estan circulando atravez de todo su cuerpo. Existe un problema que se llama los intestinos permeables, es decir los intestinos pueden ser perforados y se salen las toxinas de ellos y pasan al torrente sanguineo envenenando todo nuestro cuerpo, los parasitos pueden perforar el colon.

Hoy en dia no se le da mucha importancia a la limpieza del colon, nuestros antepasados sabian que tener una buena eliminacion era algo vital para tener una buena salud y para vivir largos años. Ellos usaban mucho los lavados intestinales, ahora con el avance de la medicina y nuevos metodos que hay; esto ha pasado a la historia. Yo les recomiendo lavados a la gente y muchos de ellos no saben que son, cuando les explico lo que es, se sorprenden y no quieren hacerlo. La verdad es que la salud y la enfermedad empiezan en el colon. La limpieza del colon nos puede a yudar a prevenir varias enfermedades incluyendo: cancer, diabetes, artritis y muchas mas. El estreñimiento es el enemigo numero uno de la salud. Estreñimiento no quiere decir no ir al baño por un dia. La mayoria de las personas estan estreñidas y no lo saben. Si estas yendo al baño solamente una vez al dia, estas estreñido, deberiamos de usar el baño de dos a tres veces diarias. Si la eliminacion no es completa y rapida, tambien estas estreñido.

Un colon intoxicado nos puede llevar a muchos problemas de salud como:

Estreñimiento, dolor de espalda, problemas de la piel, irritabilidad, dificultad para perder peso, insomnia, dolores de cabeza, artritis, problemas de la prostata, gas abdominal, problemas menstruales, estomago agrandado, fatiga cronica, depresion, resfriado comun, mal olor del cuerpo, hemorroides, alergias, mal aliento, asma y mas. Como puede ver la lista es larga. La academia de medicina de Gran Bretaña dice: "90% de todas las enfermedades estan directamente o indirectamente relacionadas con un colon intoxicado." La academia identifico 36 diferentes substancias toxicas que se forman en el intestino grueso. Estas toxinas son absorbidas por el torrente sanguineo y estan circulando atravez de todo nuestro cuerpo, envenenando cada organo de nuestro cuerpo.

La persona con un colon saludable debe de tener tres movimientos intestinales por dia, es decir debe de evacuar un poco despues de cada alimento. La eliminacion debe ser completa, rapida y facil, el color debe de ser café claro, debe de flotar en el agua y no debe de tener un olor muy ofensivo. Ir al baño cada tercer dia o cada semana,durar sentado en el baño media hora y nada; no solamente es anormal, si no un problema muy serio. El cancer de colon ha aumentando terriblemente en los ultimos años, es la segunda causa de muerte en los Estados Unidos. Aproximadamente 100,000 colostomias se practican cada año y todo esto se debe al estreñimiento o a no tener una buena eliminacion.

Existen varias hierbas que nos pueden ayudar a limpiar el colon. Un buen programa de desintoxicacion debe de incluir hierbas laxativas como las hojas de senna, la Cascara Sagrada que es un laxante fuerte y siempre debe de tomarse con una hierba que forme bulto como lo es el Psyllium Hulls. El jugo de sabila es un excelente producto para la salud intestinal, ya que desinflama y tambien regula los intestinos. Es muy bueno para la gastritis y ulceras. La clorofila liquida es un producto que no debe de faltar en un programa de limpieza porque purifica la sangre, combate el mal aliento y el mal olor corporal, da oxigeno a las celulas, limpia el intestino y ayuda a quienes padecen de sinusitis.

Limpie y fortalezca su higado

El higado es el principal organo de desintoxicacion del cuerpo, es el organo que mas deberiamos de cuidar. Por lo tanto una limpieza intestinal debe de incluir hierbas que desintoxiquen y fortalezcan el higado tales como Milk Thistle este es un producto muy bueno para la salud del higado ya que lo desintoxica y ayuda a reconstruirlo. Esta hierba tiene un efecto protector para el tejido hepatico, aun en casos de intoxicacion quimica. Evita que las toxinas absorbidas por los intestinos dañen el higado, mientras que este trabaja en neutralizarlos. El higado puede ser comprometido facilmente. Mantener el higado en una buena condicion puede ser un desafio en el mundo de hoy, ya que estamos expuestos a gran cantidad de quimicos. El uso de medicamentos es lo que daña mas al higado, tambien la dieta que llevamos y algunos otros factores pueden hacerle daño al higado. Personas que tienen que estar tomando medicamentos, deberian estar fortaleciendo su higado periodicamente. La buena noticia es que el higado es el unico organo que puede ser reconsrtuido. El perejil, la angelica, la manzanilla y el jugo de savila son algunas otras hierbas que fortalecen el higado.

El higado tiene muchas funciones, algunas de ellas son:

El higado regula el azucar en la sangre, trabaja con el pancreas y las glandulas suprarrenales. Almacena el exceso de azucar cuando el nivel es alto y lo libera cuando baja.

El higado produce lipoproteinas conocidas como "colesterol" para transportar grasas atravez del cuerpo. Las lipoproteinas de baja densidad transportan las grasas a las celulas y las lipoproteinas de alta densidad transportan grasas al higado para su eliminacion.

El higado juega un papel vital en la digestion, el metabolismo y la eliminacion de toxinas en el cuerpo.

Produce la bilis para ayudar en la digestion de las grasas. La bilis tambien sirve como un canal para la eliminacion del exceso de colesterol y otras toxinas ambientales

El higado actua como deposito para la sangre, ya que almacena nutrientes que se pueden liberar al torrente sanguineo segun las celulas los necesiten.

El higado tambien procesa muchos nutrientes para que puedan ser transportados y utilizados adecuadamente donde sean necesarios.

Algunos de los sintomas que podemos presentar, que nos indican que necesitamos desintoxicar y fortalecer el higado son:

Fatiga inexplicable, estreñimiento, irritabilidad, diabetes, alergias a alimentos, dolores de cabeza, especialmente migraña, altos niveles de colesterol, desequilibrio hormonal, insomnio, gases intestinales, distension abdominal, sindrome premenstrual, transtornos de la piel como acne, eczema, soriasis y venas varicosas.

Como puede ver el higado es un organo muy importante que debemos de cuidar mucho, ya que nuestra salud depende de nuestro higado. Lo primero que debes hacer para dar apoyo al higado reducir el estres y reducir la cantidad de productos quimicos. Al decir productos quimicos me refiero a los pesticidas, herbicidas y aditivos que agregan a los alimentos. Los alimentos que contienen aditivos quimicos pueden ser tan malos para el higado como lo es el alcohol. Busca los alimentos puros, sin aditivos quimicos. Tu higado te lo agradecera.

Algunos alimentos que ayudan a renovar el higado son:

Verduras crudas como: remolacha roja, zanahorias, calabacitas, verduras de hoja verde, jugo de cereza negra, agua de limon, frambuesas y cerezas acidas

Cuidado del sistema urinario

La limpieza y el cuidado del sistema urinario son muy importantes para mantener una buena salud ya que el sistema urinario es de suma importance para la salud integral del cuerpo, trabaja en union con los pulmones, la piel y los intestinos para eliminar eficazmente los residuos. El sistema urinario tambien trabaja para reabsorber agua, sales, proteina, glocosa, minerales y otras sustancias escenciales para la salud celular. La funcion de los riñones es vital para la salud. Son los citios primarios que remueven quimicos toxicos de la sangre, lo que los riñones hacen es tan importante, que no podemos sobrevivir cuando fallan.

Funciones de los riñones:

Filtran y procesan la sangre

Eliminan residuos del cuerpo

Producen importantes hormonas

Existen hierbas y suplementos que podemos tomar para limpiar los riñones y fortalecer el tracto urinario y es importante tomarlas aunque no tengamos sintomas, simplemente para prevenir problemas futuros porque cuando los riñones fallan, ya no hay remedio. La insuficiencia renal se produce cuando los riñones no son capaces de regular el agua y las sutancias quimicas en el cuerpo o eliminar los productos de desecho de la sangre, entonces la persona va a necesitar el dialisis o un transplante de riñon. No tenemos porque llegar a esto. Si hacemos ciertos cambios en nuestro estilo de vida, comemos de una manera mas natural como ya lo mencione en el capitulo anterior y si tomamos suplementos de buena calidad, vamos a estar bien.

Suplementos que ayudan a la salud del sistema urinario:

Hydrangea (hortensia) Es una hierba amarga que es conocida como "disuelve-piedras". La raiz contiene minerales naturales, silicio y flavonoides

La uva ursi, el tallo de esparrago, el perejil, la barba de maiz, semilla de sandia y la cola de caballo son hierbas que actuan como diuretico, ya que promueven el flujo de orina.

El eleuthero y la schizandra ayudan a que el cuerpo se adapte al estres

El jugo de arandano es beneficioso para las infecciones del tracto urinario, no deja que los microorganismos se adieran al tracto urinario. El buchu absorbe exceso de acido urico ayudando a reducir la irritacion de la vejiga y uretra y limpia los riñones de bacteria.

Magnesio

Los riñones necesitan cantidades adecuadaa de este mineral para funcionar correctamente. Es vital para la produccion de la energia. Es importante que tome un suplemento de magnesio para apoyar la funcion de los riñones.

Sistema Linfatico

Otro sistema muy importante que debemos de limpiar es el sistema linfatico. Los vasos linfaticos son conductos que se encuentran en casi todas las partes del cuerpo. Es un sistema de desague, tiene varios nudos de tejido linfatico en forma de frijol. Estos nudos remueven organismos infecciosos y bacterias antes de que lleguen a la sangre. Estos nudos linfaticos se concentran en la ingle, las axilas y el cuello. Producen "soldados" que defienden el sistema inmunologico.

Sintomas que nos enseñan que necesitamos limpiar el sistema linfatico:

Estres cronico
Constantemente cansado
Piel palida o extremadamente fina
Perdida de la memoria

Infecciones o gripes frecuentes

Suplementos que ayudan al sistema linfatico:

Existen varios productos que ayudan a que el sistema linfatico funcione mejor; entre ellos se encuentra el golden seal, el yarrow, el capsicum, el red clover, la alfalfa, la echinacea, el ajo y la clorofila.

Cambios en nuestro etilo de vida tambien son muy importantes para nuestra salud en general y especialmente para las defensas de nuestro cuerpo. La clave es tener una dieta balanceada. Se ha demostrado que el factor mas importante para tener un sistema inmunologico saludable es la buena nutricion. Si no te alimentas con comidas balanceadas y nutritivas, puedes debilitar gravemente tu resistencia. La buena comida te ayudara a tener mas energia, actitud mental, resistencia y optimismo.

Ejercicio fisico es muy bueno para la salud del sistema linfatico. Como el sistema linfatico se mueve mediante la presion osmotica, el liquido linfatico solo se mueve cuando el cuerpo esta activo. Si no te mueves, tu sistema linfatico se vuelve estatico y toxico. El sistema linfatico cumple un papel importante en la inmunidad, de modo que hacer ejercicio es muy importante, no debe de ignorarse.

El ejercicio mejora el estado de animo, y al sentirnos mejor, vamos a estimular el sistema inmunologico.

El ejercicio ayuda a liberar estres, y esto tambien beneficia al sistema inmunologico, el ejercicio tambien libera toxinas.

Capítulo 4

(Candida Albican) Continuemos
DESINTOXICANDO EL CUERPO

Candida Albican es uno de los muchos tipos de microorganismos que se encuentran en el sistema digestivo. Candida albican es la levadura mas comun. Practicamente todos poseemos colonias intestinales de candida. En circunstancias normales, la levadura vive en armonia con nosotros por medio de un delicado equilibrio con diversos tipos de bacterias. Hay aproximadamente 900 especies de levadura, pero la candida es la que puede darnos mas problemas, es por eso que debemos ocuparnos de ella. Es parecida a la levadura que usamos para hacer el pan, la candida es un microorganismo de forma ovalada que puede reproducirse rapidamente. Las levaduras digestivas se considera un tipo de parasitos. Los parasitos son organismos que se nutren a expensas de otro organismo produciendo efectos nocivos para ese hospedador. La candida es un parasito que se encuentra dentro del cuerpo humano que come nutrientes que se hallan en el tracto digestivo, nos roba los nutrientes, es por eso que debemos mantenerla bajo control.

Este tipo de parasito produce mas de 70 substancias toxicas que envenenan el cuerpo humano continuamente. Estas toxinas contaminan el tejido, debilitan el sistema inmunologico, debilitan las glandulas, los riñones, la vejiga, los pulmones, el higado y especialmente el cerebro. Como puede ver este hongo afecta nuestra salud en general.

La candida puede crecer masivamente y puede invadir las paredes del tracto intestinal. Puede entrar al torrente sanguineo y desparramarse por todo nuestro cuerpo; cuando esto sucede, el cuerpo en general se intoxica y nuestra salud se deteriora considerablemente. Existen personas que estan muy enfermas, van al medico y el medico no sabe que esta pasando en su cuerpo. Las personas pueden empezar a tener muchos sintomas, estos sintomas puede ser que no esten relacionados entre si. Tambien pueden empezar a desarrollar sensibilidad a alimentos o a sustancias quimicas en el ambiente o a olores fuertes como perfumes y productos de limpieza. Cuando la persona se siente muy mal va al medico y la mayoria de los medicos tienden a recetar un antibiotico, el cual promueve aun mas el crecimiento de la candida. Los antibioticos y algunos otros medicamentos farmaceuticos a menudo solo empeoran el problema.

Como puedo saber si tengo una infeccion por levadura o Candidiasis?

La mayoria de los medicos le dan poca importancia a esto si el analisis de sangre se encuentra "dentro de los rangos normales", para ellos esta todo normal y tienden tratar a sus pacientes por depresion dandole antidepresivos o simplemente no les dan nada.

Yo me guio por los sintomas y por el estilo de vida de la persona. Tengo una evaluacion muy completa que les hago y de acuerdo a la puntuacion que saquen determino si necesita la limpieza por candida o no. La mayoria la necesitamos. De hecho todas las personas a quienes e evaluado, han tenido un puntuacion muy alta. Las que han sido valientes y han hecho la limpieza, su salud ha mejorado muchisimo, muchos de los sintomas que tenian desaparecieron.

Las diferentes caras de Candida

Como lo mencione anteriormente, la Candida puede producir muchos sintomas incluyendo: letargo, fatiga, depresion, irregularidades mensuales o infertilidad en las mujeres, inflamacion de la prostata e inpotencia en los hombres, dolencias gastrointestinal, infecciones cronicas recurrentes: como infecciones vaginales, infecciones de la vejiga, infecciones en la uñas por hongos e infecciones gastrointestinales. Tambien puede causar trastornos en la piel, disminucion de la concentracion, irritabilidad y ansia de comer dulces o carbohidratos. La Candida puede causar dolor e inflamacion en las coyonturas. Esto se puede mal interpretar como artritis. El dolor y la debilidad muscular se puede confundir con lo que los medicos llaman fibromalgia o como fatiga cronica y la persona termina tomando muchos medicamentos que no van a mejorar su condicion, sino empeorar o causar otros sintomas como consecuencia del uso de medicamentos.

Muchos de los problemas digestivos estan relacionados con Candida como los intestinos permeables, la indigestion y el reflujo del acido, el estreñimiento o la diarrhea tambien estan relacionados con este hongo.

La anterior no fue una lista completa, pero te da una idea de las muchas areas del cuerpo que pueden ser afectadas relacionadas con la levadura. El sindrome de la levadura puede afectar a cualquiera y a todos los sistemas del cuerpo. Como puede ver es un problema muy serio y la mayoria de los medicos convencionales limitan el diagnostico de la infeccion de candida a transtornos como infeccion vaginal por levadura, salpullido e infeccion de las uñas. En mi opinion, todos deberiamos de hacer esta limpieza aunque sea una vez en la vida y luego suplementar nuestro cuerpo con la bacteria amigable para mantener el equilibrio de los microorganismos en el tracto intestinal.

Factores que contribuyen a la sobrepoblacion de Candida

El crecimiento excesivo de candida comienza a reproducirse cuando en el tracto intestinal se va disminuyendo la bacteria buena, entonces empiezan a crecer hongos, parasitos y la levadura empieza a multiplicarse en el cuerpo.

Los antibioticos

El uso excesivo de antibioticos es la causa principal del crecimiento de candida. Los medicos recetan antibioticos muy facilmente, para cualquier infeccion, por menor que sea, recetan un antibiotico sin pensar en las consecuencias que este puede tener. La mayoria de las infecciones se pueden tratar con suplementos naturales que no van a tener ningun efecto negativo en el cuerpo, lamentablemente la mayoria confia mas en los antibioticos que en los suplementos naturales es por esto que la candida se ha convertido en una plaga, la mayoria de las personas tiene sobrepoblacion de candida y ni cuenta se dan o simplemente no saben que esto puede crecer en nuestro cuerpo y hacernos mucho daño. Cuando se usa un antibiotico por tiempo prolongado o se tienen que tomar dosis muy altas, uno se vuelve particularmente susceptible a la infeccion por levaduras. Los antibioticos de espectro amplio son letales para la flora intestinal amigable. Entre mas antibiotico tome, mas infecciones va a tener, se hace un circulo vicioso. Infeccion, uso de antibioticos, esta "bien" por un corto tiempo, despues vuelve la infeccion y el circulo se vuelve a repetir. En pocas palabras el antibiotico mata bacteria mala y buena al mismo tiempo, pero no matan levaduras, se necesitan como un millon de bacterias buenas para controlar una espora de la candida, las levaduras muy rapidamente las superan, se pueden salir del tracto intestinal e invadir todo nuestro cuerpo.

Quiza usted puede estar pensando yo nunca en mi vida he tomado antibioticos, o si lo he hecho no ha sido por largo tiempo. Vuelva a pensar porque de seguro come carne, productos lacteos, aves y huevos. Estos alimentos han sido tratados con antibioticos, a las vacas y a las aves se les administra grandes cantidades de antibioticos para evitar infecciones, estos antibioticos pasan a la leche, a los huevos y se encuentran en la carne que comemos. Asi que si usted no es vegetariano, a consumido grandes cantidades de antibioticos y deberia limpiar su cuerpo de la candida.

Alimentos y bebidas muy acidos

Las dietas con un alto contenido de carbohidratos refinados y las bebidas acidas alteran dramaticamente el pH del cuerpo. Las bebidas gaseosas causan que el pH se torne acido, la mayoria de las personas acostumbran acompañar sus alimentos con uno o dos vasos de soda, esto es muy malo para su digestion y disequilibria el pH. Cuando el pH esta alterado, la candida encuentra un ambiente perfecto para crecer, la candida es muy oportunista aprovecha cualquier oportunidad para desarrollarse. Cuando el ambiente esta muy acido o muy alkalino es cuando la candida prospera. Es por esto que es muy importante mantener un pH balanceado, procure checar su pH cada dos semanas, si esta desiquilibrado trate de equilibrarlo con el uso de suplementos como el calcio, la clorofila liquida y las enzimas digestivas, estas ultimas son escenciales para mantener un pH balanceado.

Hongo y moho en las casas

Existen muchas viviendas en las cuales el moho crece facilmente, especialmente si son viejas o estan en lugares muy humedos, este moho puede ser inhalado y se puede quedar en los pulmones, entonces la levadura comienza a crecer en los pulmones, despues esta levadura puede pasar al torrente sanguineo y desplazarse atravez del cuerpo.

Es importante controlar el moho en las casas esto se puede hacer con el uso de un purificador de aire que despida los aniones negativos para que eliminen el moho.

Baños publicos

En los baños publicos podemos contagiarnos con hongos. Si nos bañanos en un baño publico despues de que lo uso alguien que tiene hongo, esos hongos pueden entrar al cuerpo, especialmente si traemos un cortada en la piel. Asi que tenga cuidado al usar un baño publico o simplemente mantenga su sistema inmunologico fuerte, porque si este esta fuerte va a mandar defensas para que este hongo sea eliminado antes de que haiga una invasion en el cuerpo.

Plan para controlar la Candida

Para controlar y eliminar la levadura muerta de nuestro cuerpo, es un proceso largo. Yo he desarrollado mi propio plan y es el que uso con mis clientes. Yo misma lo hice hace como tres años, es un plan muy efectivo y muy saludable. Es un plan de diesciseis semanas y consiste en eliminar los alimentos de los cuales se alimenta la candida, es decir debemos de matarla de hambre y luego usar suplementos para eliminar la levadura muerta del cuerpo. Los hongos son muy resistentes, es dificil eliminarlo, es por esto que la dieta es muy limitada y no mucha gente quiere hacerlo. He encontrado pocas personas dispuestas a hacerlo, e tenido muchas personas que empiezan y despues de algunas semanas enpiezan a quebrar la dieta. Siempre les digo si lo van a hacer agalo bien, invierta en su salud bien. Si no se sigue el plan como debe de ser, le va a ayudar un poco, se va a sentir mejor por un tiempo, pero no va a eliminar la levadura completamente y despues de algun tiempo va a volver a estar igual. Si lo empieza y despues de una semanas lo quiebra, al siguiente dia tendria que empezar de nuevo desde la primer semana, asi que una vez que empiece, continuelo, no lo rompa por nada. Los clientes que he tenido que lo han terminado, han experimentado grandes mejorias en su salud. Tuve una cliente que tenia varios problemas de salud como infecciones vaginales, hongos en las uñas, sobrepeso, falta de energia y un poco de depresion. Al ella hacer esta limpieza, su energia aumento, su abilidad mental mejoro y algunos otros sintomas que tenia desaparecieron y perdio 40 libras de peso en las 16 semanas. Esto es algo muy bueno que todos deberiamos hacerlo, la dieta es un poco estricta, es por eso que no muchos se animan a hacerlo, pero vale la pena esforzarnos por hacerlo ya que es un tiempo nada mas y es muy bueno porque en las 16 semanas sirven para aprender disciplina. La persona se siente tan bien que ya no va a querer regresar a sus antiguos malos abitos alimenticios. Yo lo hice porque tenia algunos problemas en la piel, me salian granitos como salpullido y me daba mucha comezon, tambien me salian unas ronchas muy molestas, alguien me dijo que eran causadas por hongos entonces decidi hacerla y eso se me fue definitivamente y ademas perdi 22 libras de peso que hasta la fecha no las he vuelto a recuperar.

La dieta

La dieta debe de privar de alimento a la levadura, es decir debemos de matarla de hambre. Lo que se debe de comer por las primeras 9 semanas es basicamente carnes de cualquier tipo menos de puerco, vegetales, huevos y frutas, aunque es mejor si las dos primeras semanas elimina las frutas y esto es por su contenido de azucar, es necesario eliminar el azucar por completo para que la levadura pueda morir. A la nueve semanas se empiezan a agregar alimentos nuevos como legumbres, frutas secas y almendras. Despues de la semana numero nueve se van agregando nuevos alimentos cada semana hasta completar la semana numero diesciseis.

Los Suplementos

Exixten varios suplementos muy efectivos para el control de Candida uno de mis favoritos es el Acido Caprilico, este es un acido natural letal para la candida.

Otro suplemento muy bueno es el Pau D' Arco esta hierba se ha usado por muchos años como un purificador de la sangre y como antifungico. Cuando se usa como ducha, puede resultar eficaz para aliviar la infeccion vaginal. Tambien se puede usar topicamente para casos de pie de atleta, salpullidos y hongos en las uñas. El Ajo y la Plata colloidal tambien son exelentes productos con propiedades antibacterianas y antifungicas. La ojas de Olivo (Olive Leaf Extract) es un producto muy efectivo para matar las levaduras. Se debe de empezar despacio como dos capsulas diarias y luego puede ir aumentando la dosis. Los probioticos son indispensables en este plan para repoblar la bacteria amiga de los intestinos. Se deben de empezar a tomar despues de la semana numero siete, ya cuando parte de la levadura ha sido eliminada y se deben de tomar en grandes dosis. Yo recomiendo 15 capsulas diarias de probioticos para repoblar la bacteria buena acuerdese que necesitamos mas bacteria buena que mala, se necesita un millon de bacteria buena por cada espora de la candida.

Testmonios:

Tengo que dar este testimonio, hasta hoy es el testimonio mas grande que me ha tocado de todas las personas que han hecho esta limpieza completa.

Su nombre es "Paty" es una amiga que conozco de muchos años. Ella estaba un poco pasada de peso y la invite para que participara en un concurso de perdida de peso en el que ivamos a participar, ella acepto inmediatamente porque le urguia perder peso ya que se hacercaba una celebracion que ivan a tener en su familia y ella queria estar delgada. Cuando la invite yo no sabia que tenia tantos problemas de salud, pense que solamente iva por el peso. Despues de haber empezado me di cuente que ella tenia mas de 4 años tomando antibioticos para tratar el acne ademas de otras cosas que ella habia tomado para mejorar diferentes problemas de salud que tenia. Su sistema inmunologico estaba bastante debilitado a consecuancia del uso de los antibioticos, su sistema glandular estaba bastante desbalanceado. Tenia infecciones frecuentes, alergias muy fuertes y se enfermaba como 10 veces al año Despues de analizar su caso un poco pense: "en que lio me he metido" Como voy a poder ayudarla? Habia abusado mucho de su cuerpo, ya habia tratado diferentes dietas, diferentes suplementos y nada le habia dado buenos resultados y la dieta que llevava no era nada saludable ademas veia yo que como que no le gustaba hacer ejercicio porque siempre me decia que no tenia tiempo. Su caso si se me hizo dificil pero no le dije nada.

Despues de la limpieza intestinal, le explique hacerca de la limpieza por candida, realmente la necesitaba mucho por tanto uso de antibioticos, ella acepto acerla ya que estaba muy apurada por perder peso y la hizo fielmente. Y que bueno que la hizo porque de otra manera no hubiera podido perder el peso que perdio, quizas hubiera perdido un poco de peso pero despues de hubiera recuperado rapidamente como le habia pasado con otras dietas. Ella perdio 30 libras en 4 meses, pero no fue solo el peso su problema de acne fue mejorando poco a poco hasta que desaparecio por completo. Al empezar ella con la limpieza de la Candida paro de tomar el antibiotico, la verdad si me dio miedo cuando me dijo que habia dejado de tomar el antibiotico ya que me habia dicho antes que en cuanto ella dejaba el antibiotico se llenaba de acne, otra vez no dije nada solo ore por ella porque era un problema cronico de muchos años. Para sorpresa de las dos no se lleno de acne como antes, le aparecian uno que otro grano en diferentes partes del cuerpo que poco a poco fueron desapareciendo asi como otros problemas que tenia como falta de equilibrio, el desbalance hormonal tambien mejoro; su energia mejoro considerablemente.

Ella dice: "Yo pensaba que estaba bien de salud hasta que hice este plan y fui viendo diferentes cambios que fueron ocurriendo a medida que avanzaba". Este plan cambio su vida.

Otro testimonio muy bueno que tengo es el de "Jose". Jose es un señor un poco mayor de 40 años que tembien tenia varios problemas de salud especialmente problemas digestivos. Tenia un abdomen bastante grande, muy mala digestion, el reflujo de acido era un problema muy serio para el, despues de comer se sentia bastante incomodo y padecia estreñimiento cronico. Tambien tenia problemas en la piel, sus labios siempre estaban partidos y aveces hasta se ampollaban, tenia mucho estres y dolores musculares.

El escucho de este plan en una presentacion que di en su casa y el solo decidio hacerlo. Yo ni siquiera se lo recomende, el por si solo penso que seria bueno hacerlo y lo hizo, en realidad es el primer hombre que lo ha hecho completo. El esta muy contento porque su salud mejoro mucho. Los problemas digestivos desaparecieron y la piel mejoro bastante, perdio el abdomen y con el se fueron mas de 20 libras y hasta se rejuvenecio.

El dice: "Este tiempo me sirvio para aprender disciplina y para dejar los malos habitos alimenticios que tenia y escojer alimentos mas saludables al momento de comer".

Tambien para Jose este plan cambio su vida y la manera en que el ve la comida hoy.

Capítulo 5

CONTROL DE PESO

Hablar de control de peso es un tema complejo, ya que existen varios factores que estan contribuyendo a la obesidad. Existen miles de programas de control de peso, miles de dietas, pero al mismo tiempo estamos teniendo cada dia mas gente obesa. Las estadisticas nos enseñan que 1,500 millones de Estadounidenses estan teniendo problemas de sobrepeso. Esto nos indica que tanta dieta y tantas pastilla que existe en el mercado para el control de peso no estan dando buenos resultados. Yo estoy comvencida de que existe una sola manera de perder peso y se las voy a decir en este capitulo. La mayoria de la gente no tiene exito en la perdida de peso, porque quieren hacerlo de la manera facil y rapida, piensan que al tomarse una pastilla que force la cuerpo a perder peso, con eso van a solucionar su problema y estan bien equivocados, para perder peso en forma efectiva, saludable y permanente, se requiere mucho mas que una pastilla magica que lo haga todo. La gente no esta dispuesta a pagar el costo, no quieren aprender disciplina, especialmente si somos cristianos pensamos que al orar por los alimentos Dios los purifica y podemos comer todo lo que queramos. Eso no es asi la Palabra dice Todo me es licito mas no todo combiene. No me combiene tomar galones de soda, no me combiene comer carne de puerco y hay muchas otras cosas que no me combiene comer, pero la gente lo esta haciendo. Yo me sorprendo cuando estoy en una reunion o en una fiesta, porque en todo hay comida, siempre celebramos con comida. Me sorprendo de ver las cantidades de comida que comen, las cantidades de pastel y de refrescos que toman y asi quieren estar delgados y saludables. Los Cristianos fallamos mucho a Dios en esta area porque no tratamos al cuerpo como Dios desea. Dios no hizo al hombre para estar enfermo, el hombre no debe de morir de una enfermedad sino de viejo. La gente sola se esta destruyendo asi misma con la comida y el estilo de vida que llevamos.

Factores que contribuyen a la obesidad

Exceso de calorias

Comemos demasiado, mucho mas de lo que el cuerpo necesita. Los restaurantes ofrecen porciones muy grandes, existen los buffets donde podemos comer todo lo que queramos y en casa tenemos la costumbre de ofrecer un segundo plato de comida, todavia ni se terminan el primero y ya estamos preguntando quieres mas? Lo mas malo es que muchas de las calorias que consumimos son calorias vacias, es decir sin ningun valor nutritivo. La dieta Americana contiene demasiadas calorias y muy poco a nada de nutrientes. Las galletas, los Doritos, los jugos, el te, las bebidas azucaradas, la comida que ya viene preparada que calentamos en el microondas y ya esta lista; todo esto son unicamente calorias de mas. El cuerpo lo que necesita son nutrientes, coma porciones pequeñas, comida de buena calidad y su cuerpo estara satisfecho. Aunque coma un poco mas de calorias de la que su cuerpo necesita, si la comida es buena y la combina bien, no va a subir de peso porque esta habiendo una buena comunicacion entre la comida y su cuerpo, de esta manera no va a necesitar contar calorias. Yo no cuento calorias, creo que a veces si como mas de lo que mi cuerpo necesita.

Adiccion a los carbohidratos

Este es un problema muy serio, millones de personas en este pais estan adictos a los carbohidratos y esta es una adiccion tan peligrosa como cualquier otra; como el alcoholismo o como la drogadiccion y deberia ser tratada como tal." El 75 % de las personas obesas estan adictos a los carbohidratos y el 40 % de la poblacion normal tambien estan adictas"

Aquellos que siempre se le antoja lo dulce, el pan o las comidas con alto contenido en carbohidratos y no pueden perder peso a pesar de que han tratado de todo. Son personas que no tienen control sobre la cantidad de comida que deben comer, pueden comer y comer y aunque ya esten llenos pueden seguir comiendo. Pueden comer aun sin tener hambre. Estas son señales de que la persona esta adicta a los carbohidratos.

Esta adiccion debe ser tratada como cualquier otra, gradualmente se deben de ir eliminando los carbohidratos. Por ejemplo puede empezar por eliminar las galletas y el pan dulce, cambiandolas por frutas y vegetales despues de algunas semanas elimine el pan blanco cambiandolo por pan de grano entero. Mas adelante puede eliminar las tortillas de arina, puede cambiarlas por tortilas de maiz o por tortillas de trigo. Tambien puede cambiar las pastas y el arroz blanco por integral. No trate de dejarlo todo al mismo tiempo porque quizas no podra, su cuerpo lo resentira mucho y es muy probable que no pueda vencer la tentacion de lo dulce, hagalo poco a poco.

Endulsantes artificiales

La gente tiene la idea equivocada que al usar endulsantes artificiales perderan peso, sin embargo es todo lo contrario el azucar de dieta no ayuda a perder peso, ayuda a aumentar la grasa en el cuerpo. Cuando se inguieren estos quimicos son absorbidos por el intestino y pasan directamente al higado, el higado lo metaboliza y esto requiere mucho esfuerzo para el higado. Esto quiere decir que las celulas del higado no tendran energia lo que va a resultar en grasa almacenada. Exceso de grasa se puede ir formando en las celulas del higado causando un higado grasoso. Cuando el exceso de grasa se acumula en el higado es muy dificil perder peso. Cuando el higado esta sobrecargado existe una tendencia a subir de peso. El azucar artificial causa que se gane peso por medio de otros mecanismos. causa que el nivel de azucar sea inestable, lo cual aumenta el apetito y aumenta el deseo por lo dulce. Esta clase de azucar es muy toxica para los diabeticos y para los que padecen de epilepsia. Causa retension de liquidos, hace que la pesona se vea inchada y aumenta la celulitis.

Alergias a alimentos

Alergias a ciertas comidas no solamente causan problemas digestivos y de salud, sino que estudios han demostrado que tambien pueden contribuir al sobrepeso en diferentes maneras. Primero, puede causar retencion de agua y la persona sube de peso porque esta reteniendo agua. El agua ayuda al cuerpo a diluir la materia ofensiva. Es decir, el cuerpo al retener agua esta tratando de diluir los venenos antes de que entren al torrente sanguineo para que este no sea intoxicado.

Ciertas substancias quimicas que contienen los alimentos pueden causar inflamacion, estos quimicos afectan el metabilismo y el cuerpo no va a tener la abilidad que quemar grasa efectivamente. Las alergias a ciertos alimentos, nos lleva a ser adicto de esa comida que esta causando la alergia. Comiendo cierto alimento que causa una reaccion alergica, la persona se siente muy bien por un momento, siente mas energia, se siente feliz, pero despues se le pasa y entonces el cuerpo le vuelve a pedir el mismo alimento que le causo esa reaccion y ahi esta comiendo otra vez y se hace adicto de este alimento y si dejan de comer este alimento, van a tener un deseo incontrolable por esta comida favorita y esto los va a llevar a sobrepeso. Es por esto que un especialista en alegias alimenticias siempre le va a preguntar a sus pacientes que cual es su comida favorita porque es muy posible que su comida favorita es la que le esta causando una reaccion alergica y contribuyendo al sobrepeso. Es un poco dificil determinar si estamos teniendo alergias a alimentos. Si tiene sobrepeso, y sospecha que puede tener este problema, la manera mas efectiva y facil es mediante un examen de sangre.

Eliminando los alimentos que causan alergias puede tener muchos beneficios. Puede aliviar la inflamacion del estomago y la retencion de agua. Va a poder controlar el antojo por ciertas comidas y las adicciones y puede acelerar la quema de grasa en su cuerpo.

Existen algunos suplementos que pueden ayudar mucho a controlar las alergias a alimentos.

Vitamina C con bioflavonoides ayuda a prevenir una reacion alergica y ayuda a controlar los sintomas cuando hay una reaccion alergica.

Vitamina A y Zinc, ayuda a que la membrana mucosa este saludable y proteje al cuerpo en contra de substancias que causan alergias.

Ginger, ayuda a una digestion pobre. Esta hierba es un tonico digestivo con propiedades antinflamatorias.

Si esta teniendo problemas para perder peso,es muy importante que trate de determinar si esta teniendo alergias a ciertos alimentos y trate de controlar esto. Es muy posible que empiece a perder peso cuando halla controlado las alergias a alimentos.

Un colon intoxicado

Aqui tenemos otra razon por la cual la gente no puede perder peso, al contrario tienden a subir. Es impresionanate como un colon intoxicado esta muy relacionado con el sobrepeso. El peso promedio del colon es 5 libras. Es muy poca la gente que puede tener un colon saludable, la mayoria esta cargando de 10 a 25 libras de materia fecal. Cuando no eliminamos todo lo que comemos, el exceso se va acumulando en las paredes del colon formando una capa dura, la cual se hace mas gruesa y mas gruesa a travez de los años.

Un programa completo de desintoxicacion es muy necesario para cualquier persona que este tratando de perder peso, la persona puede eliminar varias libras al desaserse de toda esa materia vieja que se ha ido acumulando. Pero esto no es todo, despues de la limpieza, el sistema inmunologico, el sistema digestivo y el metabolismo van a funcionar en forma mas efectiva.

De esta manera la perdida de peso va a ser mas efectiva y permanente. La desintoxicacion es realmente el primer paso para tratar la obesidad y muchas otras condiciones de salud.

He tenido pacientes que al hacer la limpieza intestinal, en las primeras dos semanas han perdido 10 a 12 libras de peso y todo a sido del abdomen, de los que traian guardado en el colon. La limpieza del colon es el primer paso para cualquier programa de control de peso. No se debe de tomar un quemagrasa o cualquier otro suplemento antes de hacer la limpieza intestinal, si lo hace su cuerpo no va a asimilar los nutrientes en forma eferctiva. Elimine esas toxinas de su cuerpo primero y con la ayuda de algunos otros suplementos va a poder lograr sus metas.

Alimentos bajos en grasas

La triste realidad es que desde que empezamos a consumir alimentos bajos o sin grasa, nos ponemos mas gordos. Mucho mas gordos. Porque? Porque la gente no se da cuenta que los alimentos bajos en grasa tienen mucho mas azucar y unas cuantas calorias menos que los productos originales. Entonces, al cortar un poco de grasa, estamos agregando mas azucar y al incrementar el nivel de azucar se incrementa el nivel de insulina y mas grasa es almacenada.

Otro problema con los alimentos bajos en grasas es que le dan de alguna manera una idea subconsiente de que pueden comer todo lo que quieran. Una galleta regular posiblemente satisface el deseo por algo dulce mas rapidamente que aquellas que no tiene grasa.

Debemos saber diferenciar entre las buenas grasas, las que el cuerpo necesita (como el aceite de pescado, nueces, almendras y aceite de olivo) y las malas grasas que nos hacen engordar y nos enferman (como la matequilla y las grasas saturadas).

Al comer las grasas buenas en forma de alimento o en un suplemento que contengan Omega 3 y Omega 6 nos ayuda a controlar el apetito y a controlar el deseo por cosas dulces.

Parasitos

Los parasitos pueden ser otro factor que reduce las posibilidades de perder peso o contribuyen a ganar peso. Estos producen sintomas y enfermedades similares a Candida. El tratamiento es similar para los dos.

Los parasitos se alimentan de la comida que comemos, ellos agarran lo mejor de nuestra comida, lo mas nutritivo de nuetra dieta, dejandonos las sobras. Esto nos causa desnutricion y mala salud. Un cuerpo enfermo no es capaz de funcionar apropiadamente. El metabolismo se disequilibra o se pone muy lento, la energia baja y muchos otros problemas de salud aparecen.

Los parasitos y la Candida afectan 90% de la poblacion, por lo tanto es muy importante que cualquiera que este tratando de perder peso o quiera simplemente mejorar su salud, se haga una limpieza completa, incluyendo limpieza intestinal y limpieza por Candida.

Agua

incredible, pero el agua es lo mas importante que podemos tomar para perder peso en forma saludable y efectiva y para poder mantenerse en el peso deseado. Aunque la gente no lo crea, el agua puede ser lo unico magico que puede tomar para una perdida de peso permanente.

El agua suprime el apetito naturalmente y ayuda al cuerpo a metabolizar la grasa almacenada. Los estudios enseñan que cuando no se toma suficiente agua, esto causa que los depositos de grasa aumenten, mientras que el aumento de agua, reduce los depositos de grasa. Los riñones no pueden funcionar bien sin suficiente agua. Cuando los riñones no funcionan en su completa capacidad, algunas de sus toxinas pasan al higado. Una de las funciones primarias del higado es metabolizar la grasa almacenada convirtiendola en energia para el cuerpo. Pero si el higado tiene que hacer algo del trabajo de los riñones, entonces no podra hacer su propio trabajo. Por lo tanto metaboliza menos grasa y mas grasa se queda almacenada en el cuerpo.

Tomar suficiente agua es la mejor defensa contra la retencion de liquido. Se debe de tomar un cuarto de agua por cada 50 libras de peso.

Como puede ver existen varios factores que estan contribuyendo al aumento de peso, por lo tanto no podemos darle lo mismo a todas las personas. Primero hay que ver cuales son las deficiencias que su cuerpo tiene. Les dije que les iva a dar mi secreto para perder peso. Yo misma lo hice hace como 5 años perdi 25 libras y hasta la fecha no las he vuelto a recuperar, al contrario ahora me cuido para no bajar. Muy facilmente bajo de peso y antes no era asi. Como les dije solamente existe una manera, si trata de hacerlo de forma rapida o con pastillas que forzan al cuerpo a perder peso; al paso de algun tiempo siempre vas a terminar recuperando el peso perdido y algunas veces hasta un poco mas que el que tenias antes.

El primer paso es desintoxicar el cuerpo y este es un proceso largo, el cuerpo no se puede desintoxicar completamente en dos semanas y no es solamente limpiar el colon. Es necesario limpiar el higado, los riñones, los pulmones, la piel y todos los organos de dexintoxicacion. Siempre le digo a mis clientes que este es un proceso largo, les pregunto que si estan dispuestos a ir paso por paso hasta lograr sus metas, si estan de acuero empezamos. Si los veo como que no estan muy dispuestos, les digo, mejor no empiece, no tiene caso que lo haga por dos semanas o un mes y luego vuelva a su misma rutina. De esta manera no va a tener exito. Me gusta mucho trabajar con gente que de verdad esta dispuesta a aprender disciplina y a cambiar su estilo de vida. He tenido clientes que lo toman muy en serio y tienen exito. Ahora mismo estoy trabajando con un grupo que esta participando en un concurso de perdida de peso y como es un concurso, la mayoria esta poniendo todo su esfuerzo; sin embargo hay algunas que ya no continuaron, que nada mas empezaron, porque se les hace dificil aprender disciplina. Quiza han sido muchos años de estar acostumbrada a cierta dieta, que cuando les digo tienes que dejar esto o cambiarlo por algo mas saludable, muchos mejor decisten y prefieren continuar gorditos o enfermos que cambiar. Para muchas personas el cambio se hace muy dificil, especialmente si son personas de edad mas avanzada. Siempre le recomiendo ir haciendo cambios poco a poco. Por ejemplo en una semana puedes cambiar las tortillas blancas por las tortillas de grano entero, despues que te acostumbres a ellas puedes pensar en hacer otro cambio, por ejemplo tomar agua en lugar de sodas o de bebidas azucaradas y asi sucesivamente. Pequeños cambios a largo plazo van a hacer una diferencia en tu vida.

Volviendo a mi grupo de perdida de peso, estoy muy contenta con ellas porque todas las que permanecieron y fueron fieles en las reuniones que teniamos cada semana tuvieron exito. Ya terminamos el tiempo que duro el concurso, pero sigo trabajando con ellas y algunas de ellas todavia siguen perdiendo peso. La ganadora de este grupo perdio 23 libras en 3 meses y esta muy contenta porque se ve muy bien y sobre todo se siente muy bien, porque cuando uno pierde peso y come mas saludable, la salud va a mejorar en todas las areas de su cuerpo, cada organo de su cuerpo va a funcionar mejor. Quiza este pensando 23 libras en 3 meses no es mucho, para mi esta muy bien porque lo hizo de una manera saludable, no forzo su cuerpo a perder peso, lo hizo de una manera efectiva y segura que si ella continua con la disciplina que aprendio, no tiene porque recuperar esas libras que perdio. La perdida de peso debe ser lenta, siempre les digo si pierdes 1 a 2 libras por semana esta muy bien porque si pierdes peso muy rapido, tambien muy rapido lo vuelves a recuperar. Debe ser lento para que el cuerpo no lo sienta mucho. Entonces una clave es aprender disciplina y permanencer en ella.

Como le dije anteriormente, el primer paso es desintoxicar el cuerpo y cada persona es diferente pero un buen programa de desintoxicacion va a tardar de 3 a 4 meses. Es primero la limpieza del colon por un mes, despues de esto continuo limpiando el cuerpo de parasitos, hongos y levaduras para esto necesitamos por lo menos 3 meses.

Despues que el cuerpo esta limpio, evaluo a la persona para ver que deficiencias tiene, la mayoria de las mujeres tienen desbalances hormonales y estres. Cuando hay desbalances hormonales la perdida de peso se hace muy dificil especialmente si tiene deficiencia en la glandula tiroides. La glandula tiroides entre otras funciones es la que regula el metabolismo. Las personas obesas tienen un metabolismo lento, por lo tanto siempre les doy un suplemento que apoye la funcion de la tiroides. La tiroides se pone lenta o se desvalancea por falta de yodo. El yodo es el alimento de la tiroides y como no consumimos alimentos que contengan yodo como las algas marinas y algunas clases de pescados, el hipotiroidismo es muy comun. Una muy buena fuente de yodo es el kelp es una alga marina. Es bueno tomar un suplemento, no porque este enferma de la tiroides, sino para nutrir la tiroides y para que no tenga problemas con esta mas tarde en la vida, al tomar un alimento que contanga yodo va a tratar de estimular el metabolismo.

Controle el estres y Balancee su sistema glandular

El estres tiene un impacto negativo. La persona que esta bajo estres por un tiempo prolongado su cuerpo se va a sentir desgastado o sin energia esto no es bueno para el cuerpo, ya que puedes llegar a sentirte totalmente desgastado. Practique ejercicios de relajacion el mas facil es respirar profundamente todos los dias, a veces nos olvidamos de respirar completamente. Cuando se sienta muy estresado, tomese unos minutos para cerrar los ojos y respirar profundamente unas cinco veces, esto activara el sistema nervioso y se sentira relajado. Tambien puede tomar un baño en agua caliente con aceites escenciales relajantes, un masaje tambien puede ayudar. El estres prolongado va a afectar la salud de su sistema glandular, especialmente las suprarrenales, ya que estas van a producir mas cortisol de lo normal. El costisol es una hormona, se le conoce como la "hormona del estres" y es buena en cantidades normales; ayuda a bajar la inflamacion y ayuda al higado a que elimine toxinas del cuerpo. El problema es cuando se producen cantidades extras de cortisol, esto puede ocacionar algunos problemas como:

Elevar la presion arterial

Reducir los niveles de serotonina, este es un neurotransmisor que da una sensacion de calma y bienestar

Contribuye al aumento de peso

Desbalancea los niveles de glucosa en el torrente sanguineo

Debilita el sistema inmunologico

El sistema nervioso y el glandular actuan en forma muy ligada para mantener el equilibrio entre todos los sistemas. Estos dos sistemas juntos regulan varias acciones dentro del cuerpo, como el crecimiento, el metabolismo, la digestion, la eliminacion, la mentruacion y el sueño. Los problemas con el sistema glandular puede afectarnos en diferentes maneras y una de ellas es el control de peso. Ya sea que la persona gana peso o pierde peso muy facilmente. Personas que hacen de todo, quiero decir ejercicio, dieta saludable, se toman sus vitaminas o algun quemador de grasa y todavia no pueden perder peso o pierden algunas libras, pero se descuidan un poco y vuelven a ganarlas es muy posible, casi seguro que tengan desbalances hormonales. En otro capitulo voy a cubrir mas hacerca del sistema glandular, ahora nada mas les digo que todas las mujeres que yo he consultado, desde jovencitas hasta ya maduras tienen algun tipo de desbalance hormonal.

Una vez que el cuerpo ha sido desintoxicado, el siguiente paso es balancear el sistema glandular. Yo les doy algunos suplementos que nutren las glandulas ademas de algunas recomendaciones adicionales.

Suplementos para el sistema glandulas:

Vitamina C

La vitamina C es necesaria para la formacion de colageno, tejido conectivo, ligamentos y la piel. Ayuda a restablecer las glandulas suprarrenales. Produce adrenalina para la energia y sobreponerse a la fatiga, puede ayudar a activar un metabolismo lento ademas ayuda a la respuesta curativa interna y externa.

Raiz de Regaliz (Licorice root)

Esta raiz ayuda a nutrir las suprarrenales tambien se ha usado para aumentar la energia sexual, aumentar las defensas del cuerpo, la energia y la resistencia, ayuda a reducir la inflamacion y tambien puede ayudar con problemas gastrointestinales.

Minerales

Algunos minerales como Magnesio, Zinc y Potasio son indispensables para el buen funcionamiento glandular

El Nogal Negro (Black walnut)

Esta hierba es una excelente fuente de yodo para apoyar la tiroides. Contiene acido graso esencial linolenico, que ayuda al funcionamiento de las celulas, tambien ayuda para la salud de la piel.

Kelp

Es una alga marina, muy buena fuente de yodo, ayuda a nutrir la tiroides y a activar el metabolismo

Suplementos adicionales para apoyar al cuerpo en la perdida de peso

Suplementos nutricionales que incluyan vitaminas, minerales y antioxidantes Deben ser parte de nuestro estilo de vida. Con todos los quimicos que se encuentran en la comida y en el aire y con el suelo que ya no tiene la misma cantidad de minerales, nuestro cuerpo necesita toda la ayuda que le podamos dar. Los suplementos nutricionales pueden hacer una diferencia en nuestro nivel de energia, en las funciones inmunologias y sicologicas y en la calidad de vida. Toda persona que esta tratando de perder peso debe de tomar un buen suplemento que incluya vitaminas, minerales y antioxidantes. La deficiencia de vitaminas y minerales va a causar un desbalance en las funciones de nuestro cuerpo y al no trabajar los organos bien, la perdida de peso se va a hacer dificil. El no suplementar a nuestro cuerpo con vitaminas es una de las causas por la que la mayoria de las personas vulven a subir de peso, mucha gente no sabe o no cree lo importante que es tomar vitaminas. Suplemento quiere decir que suple al cuerpo con lo que no estamos obteniendo de los alimentos. Si usted no esta comiendo alimentos organicos, su cuerpo esta muy deficiente de nutrientes, es muy dificil tener una dieta 100% organica, hay muchos alimentos que no los puede encontrar organicos o quiza se hace difil comprarlos porque son mas caros. Entonces acostumbre suplementar su cuerpo con vitaminas y minerales aunque no este tratando de perder peso.

Existen otros suplementos aparte de las vitaminas que pueden ayudarnos para que la perdida de peso sea saludable y efectiva estos suplementos no contienen efedra y pueden ser beneficiosos para aquellos que necesitan un poco de ayuda. Quiza no mires un resultado instantaneo, ya que la perdida de peso no es algo facil no es algo que vas a mirar de la noche a la mañana, se debe de hacer despacio, con paciencia y la larga veras los resultados y estos seran permanentes. No es saludable perder mas de 2 libras por semana. Algunas de mis clientes se frustran porque las peso cada semana y lo que ven es una o dos libras menos a lo mucho tres, yo les digo tienes que ir despacio, asi como poco a poco fuistes subiendo, quiza te tomo años para estar en el peso que estas, no creo que hayas subido 5 o 10 libras por semana, de la misma manera tienes que irlas perdiendo.

Aqui estan algunos productos que te pueden ayudar:

Chromium Picolinate se cree que ayuda a formar musculo, retrasa el proceso de envejecimiento y ayuda a controlar el nivel del azucar en la sangre asistiendo a la insulina a que haga su trabajo mas efectivamente. La mayoria de las personas con sroprepeso estan teniendo resistencia a la insulina. Algunos estudios han demostrado que la gente que esta deficiente de Chromium, generalmente van a estar cargando sobrepeso. El Chromium tambien nos ayuda a disminuir el deseo por lo dulce.

Fibra es otra producto muy importante que debe ser parte de nuestra dieta diaria y especialmente si estas tratando de perder peso. La fibra ayuda a mantener el colon limpio y le ayuda a funcionar apropiadamente. Se debe de tomar antes de los alimentos y ayuda a suprimir el apetito, ya que se va a sentir llena. Debemos de consumir de 20 a 25 gramos de fibra diarios y como nuestra dieta ya no consiste de granos enteros y comidas naturales, la mayoria de las personas, no estan consumiendo ni siquiera 10 gramos de fibra diaria de sus alimentos. Es por esto que el cancer en el colon a aumentado mucho en los ultimos años, por lo tanto es necesario un suplemento de fibra diario.

Las grasas escenciales, Omega-3 puede asistir al cuerpo en la perdida de peso usando los carbohidratos y las grasas como energia. Adicionalmente, Omega-3 puede ayudar a la gente que siempre quiere comer comida grasosa, porque va a satisfacer al cuerpo de la necesidad de grasa que este tiene.

Coenzyma Q10

Esta coenzima es otro nutriente muy importante que puede ayudar mucho en la perdida de peso. CoQ10 existe en todas partes del cuerpo ayudadndo con las funciones enzimaticas a nivel celular. Promueve la produccion de energia en cada celula del cuerpo, esto ayuda a disminuir la grasa que esta almacenada. Estudios han demostrado que las personas con sobrepeso tienen bajos niveles de CoQ10 y si la suplementan, les va a ayudar a controlar su peso.

Lecithin

Es un emulsificador que desase los depositos de grasa para que puedan ser removidas del cuerpo.

Garcinia Cambogia

Suprime el apetito y ayuda al cuerpo a que las calorias de los carbohidratos no se conviertan en grasa.

L-Carnitine

Es un amino acido que ayuda al cuerpo a quemar grasa, especialamente cuando se esta haciendo ejercicio, obtendra mas beneficios si se toma antes de hacer ejercicio. Para las personas que no hacen alguna actividad fisica, tambien les ayuda a quebra esos depositos de grasa.

Vitaminas del Complejo B

Ayuda a quemar calorias mas eficientemente y a controlar el deseo por el azucar.

Siberian Ginseng

Ayuda a mover los fluidos y nutrientes atravez del cuerpo y reduce el estres que se ocaciona cuando se esta adaptando a nuevos habitos alimenticios. No debe ser usado por personas que tiene presion alta o problemas cardiovascular.

Consejo Final

Me gusta mucho y me siento muy bien de poder ayudar a personas en la perdida de peso. Es posible perder peso, aunque usted sea una persona mas mayor o con problemas de salud, si puede perder peso! Solamente tiene que limpiar su cuerpo primero y luego corregir ciertas deficiencias que pueda tener. En este tiempo de desintoxicar y corregir deficiencias, usted esta preparando su cuerpo para una perdida de peso saludable y efectiva y para esto se necesita tiempo y paciencia. Si usted esta dispuesta y quiere aprender disciplina y al mismo tiempo mejorar su salud, estoy para ayudarla.

Una vez que la persona llega a su meta, le recomiendo que tome suplementos para balancear cada uno de sus organos, cada organo debe de funcionar bien, por ejemplo si los riñones no estan funcionando bien, los otros organos lo van a resentir y va a haber un desequilibrio en todo el cuerpo. Me gusta mucho la Medicina Tradicional China porque equilibra y balancea el cuerpo. Ayudan a que cada organo este en un estado de "homeostasis", es decir un equilibrio perfecto de salud y vitalidad. Al estar el cuerpo en este estado, todo va a funcionar bien, se van a producir las hormonas y enzimas necesarias en las cantidades apropiadas, usted va a tener salud y no va a volver a subir de peso. Si ya ha tratado de todo y no a tenido exito en la perdida de peso, ahora hagalo de esta manera, de la manera correcta. Si es posible perder peso!

El que guarda la ley es hijo prudente; mas el que es compañero de glotones averguenza a su padre. Proverbios 28:7

Capítulo 6

HARMONIA HORMONAL

El sistema glandular se compone de la Pituitaria, la tiroides, el timo, el hipotalamo, la glandula pineal, las suprarrenales, el pancreas,los ovarios, la prostata y los testiculos. El sistema glandular es una red de comunicaciones que regula ciertas actividades del cuerpo como las emociones, el crecimiento y la identidad sexual, controla la temperatura corporal, el metabolismo y ayuda a generar energia. Este sistema se comunica mediante sustancias quimicas llamadas hormonas. Las hormonas son quimicos que se producen en una parte del cuerpo y tienen efecto en otra parte del cuerpo. Por ejemplo la insulina es una hormona producida por el pancreas la cual afecta las funciones del higado y otros tejidos del cuerpo. La hormona principal que afecta nuestros niveles de actividad es la thyroxina. Thyroxina es producida por la glandula tiroides y esta controla la rapidez con que las celulas convierten la comida en energia. Cuando tenemos demasiada de esta hormona, la tiroides va a estar my activa y vamos a perder peso. Cuando hay muy poca de esta hormona, vamos a estar cansados, con sobrepeso y adoloridos de todo el cuerpo. Y asi cada hormona tiene un efecto importante en el cuerpo, debemos de tratar de balancear nuestro sistema glandular para que este produzca las cantidades necesarias y estemos bien.

Los problemas con el sistema glandular pueden afectarnos en diferentes maneras. Los siguientes sintomas pueden indicarnos desbalances hormonales:

* Sensacion de estar siempre cansado, tanto al despertarse como al irse a dormir
* Problemas para mantenerse despierto
* Problemas para dormir
* Irritabilidad
* Mala memoria o mala concentracion
* Problemas para mantener el peso
* Sensacion de cansancio despues de comer
* Problemas para mantener una temperatura ideal
* Sentimiento de depresion o ansiedad

La glandulas Suprarrenales

Estas glandulas son una de las mas importantes del cuerpo, tienen el tamaño de una uva y producen como 50 hormonas diferentes que tienen impacto en el desarrollo, crecimiento, nuestra capacidad para enfrentar el estres y ayudan a regular la funcion renal. Nos ayudan a sobrevivir, son responsables de que huyamos cuando estamos en una situacion dificil. Una de las hormonas que producen es el DHEA, la hormona precursora del estrogeno y la testosterona. Las suprarrenales se pueden debilitarse por el estres y por el medio ambiente, cuando estas se debilitan pueden ocacionar algunos problemas como los siguientes:

Presion arterial baja

Estreñimiento o deposiciones duras con forma de piedras

Fatiga constante

Carencia de apetito sexual

Ansias de comer sal o alimentos salados

Ansiadad, panico o fobias

Baja temperatura del cuerpo

Nerviosismo

Sensibilidad a los olores y a los ruidos

Dolor en las extremidades, sin tener relacion con el ejercicio

La Gladula Tiroides

Quiero ampliar un poco mas en la glandula tiroides, ya que es una glandula muy importante para el buen funcionamiento del cuerpo. La tiroides es una glandula pequeña, pesa como una onza y se ubica en el cuello. Tiene dos mitades llamadas lobulos, se asientan sobre la traquea y estan unidas por una banda delgado de tejido, conocida como el istmo. La unica funcion de la tiroides es producir hormonas tiroideas T3 y T4. Esta funcion se lleva a cabo cuando la tiroides toma yodo de los alimentos y los convierte en hormonas tiroideas, para esto se necesitan niveles apropiados de yodo. Necesitamos 12.5 mg de yodo al dia y no lo estamos consumiendo. El problema es que no muchos alimentos contienen yodo, los unicos alimentos con yodo son las algas marinas y algunos alimentos marinos. Es por esto que el hipotiroidismo es tan comun aqui en America por la falta de yodo. Con la ayuda de la T3 y T4 la tiroides controla la temperatura del cuerpo, envia señales al cuerpo para la production de energia, regula el metabolismo y sistetiza el calcio. Aqui es Estados Unidos existen muchas mujeres que estan bajas en las hormonas tiroideas y van al medico y este les dice que estan bien; sin embargo estan teniendo muchos de estos sintomas, el problema es que aqui solamente checan la T3. Para sabar si realmente tiene un problema con la tiroides necesita hacerse un examen completo, lo que se llama un perfil tiroideo, donde se analicen las hormonas T3 y la T4.

Prueba de la temperatura Tiroidea

Una manera excelente y facil para saber si la tiroides esta baja es tomar la tempertura del cuerpo por tres dias seguidos, cuando las hormonas de la tiroides estan bajas, la temperatura del cuerpo baja. Haga la siguiente prueba.

Tenga un termometro de vidrio oral a un lado de su cama, en la mañana al despertar antes de levantarse, tome la temperatura poniendo el termometro debajo de la axila, dejelo ahi por diez minutos, trate de no moverse y mantengase en su espalda todo el tiempo. Si se mueve, la tiroides se va a activar y va a obtener una lectura falsa. Si le da una temperatura menos de 97.8 los tres dias consecutivos y si la prueba se hizo bien es casi seguro que las hormonas tiroides esten bajas. Se dice que este examen es tan efectivo como el examen de sangre.

Sintomas frecuentes que indican problemas de la tiroides:

Cansancio, debilidad, somnolencia, intolerancia al frio, estreñimiento, aumento de peso, perdida del cabello, depresion, dolor muscular, anormalidad del ritmo cardiaco, carencia de deseo sexual, deseos de comer algo dulce, piel seca o puede cambiar la pigmentacion de la piel. En las mujeres puede haber alteraciones mensuales.

Si tiene 5 o mas sintomas de estos considere tomar un suplemento que alimento la tiroides como los que mencione en el capitulo anterior. Hay otro que me gusta mucho se llama Dulse Liquido es una alga roja, muy buena fuente de yodo, nutre la tiroides y regula la produccion de energia, el metabolismo y ayuda en la quema de grasas. Recuerde que esto es alimento y no tiene que estar mal de la tiroides para tomarlo es mejor tomarlo al estar bien para prevenir problemas con la tiroides. Y si esta mal y esta tomando medicina que le dio su medico, tambien puede tomarlo ya que ayudara a reforzar lo que ya esta tomando. Si depende unicamente de lo que le de su medico, no va a ser suficiente y no se sentira del todo bien. Tambien debe de incluir en sus suplementos vitaminas del complejo B y Zinc

Consejos basicos para apoyar al Sistema Glandular

Podemos hacer varios cambios en nuestro estilo de vida que pueden apoyar el sistema glandular. Algunas de las mejores cosas son:

* Hacer ejercicio en forma regular, por lo menos una hora tres veces por semana
* Comer mas alimentos crudos especialmente frutas y vegetales
* Incluir las grasas buenas en nuestra dieta (Omega 3 y Omega 6)
* Comer porciones mas pequeñas
* Limitar la proteina de fuente animal y comer mas proteina de fuente vegetal, ya que es mas facil para digerir.
* Tomar suplementos que sean de muy alta calidad
* Hacer ejercicios de relajacion antes de acostarse como respirar profundo o escuchar musica relajante

* Trate de acostarse siempre a la misma hora a las 10:00 p.m. es una buena hora para irse a dormir
* Orar
* Reemplazar los pensamientos negativos con pensamientos mas positivos

Sistema Glandular Femenino

El sistema glandular feminino es bello y complejo. Los componentes primarios del sistema glandular feminino son los ovarios, ubicados en la pelvis, uno a cada lado del utero que se conenctan a estos mediante las trompas de falopio. Los ovarios son los organos de la reproduccion producen ovulos y las hormonas estrogeno y progesterona. Desde la edad de la procreacion, la adolescencia, la pre-menopausia y la menopausia, muchas mujeres son afectadas por fluctuaciones hormonales. Todas las mujeres tenemos algun tipo de desbalance hormonal. El sistema medico actual no reconoce muchos de estos problemas. Va la jovencita al medico con dolores menstruales o porque esta teniendo irregularidades y el medico no le da nada, no tiene nada que darle que le pueda ayudar, simplemente un analgesico para ayudarle con el dolor, pero al siguiente mes vulve a tener los mismos problemas. Una de mis hijas tuvo un desequilibrio hormonal. Cuando ovulaba tenia mucho dolor, entonces la lleve al medico para estar segura de lo que estaba pasando. El medico me dijo que era normal, que algunas mujeres sufren dolor cuando estan ovulando. Yo no acepte esto simplemente porque no es normal, las mujeres no tenemos porque sufrir de esta manera. Le empece a dar suplementos naturales que nutren a poyan su sistema glandular, despues de corto tiempo ella ya no tuvo dolor mientras ovulaba.

Alimentar el sistema glandular ayuda a mejorar la calidad de la salud a largo plazo. Al funcionar correctamente, asegura que nuestro cuerpo este haciendo exactamente lo que debe de hacer.

Cada mujer puede enfrentar problemas especiales de la salud glandular. El sistema glandular femenino puede estar fuera de balance si:

Tiene una menstruacion dificil, puede ser dolorosa, puede tener sangrado excesivo o puede tener ausencia de sangrado o sangrar entre periodos, todo esto no es normal y muchas mujeres lo aceptan como parte de ser mujer, esto no es asi, su menstruacion debe ser sin ningun dolor o problema.

El sindrome pre-menstrual (PMS) es un problema muy comun hoy en dia. Existen mas de 200 sintomas que estan asociados con el sindrome pre-menstrual y mas de 80 % de las mujeres tienen o han tenido algunos de estos sintomas, algunos de estos sintomas son:

Dolor, pobre funcion, irritabilidad, ansiedad, dolor de cabeza, acne adulto, ansias de comer algo dulce, aventamiento estomacal, movimientos intestinales irregulares, cambios de estado de animo, retencion de liquidos, aumento del apetito, entre otros.

Causas de Problemas Hormonales

Anticonceptivos
Terapia de reemplazo hormonal
Estres
Dietas severas
Cirugias
Enfermedades prolongadas

Deficiencia de nutrientes (Proteina, calcio, yodo, complejo B)
Hormonas ambientales
Carnes con hormonas
Productos lacteos
Plasticos (liberan senoestrogenos)
Pesticidas

Progesterona y Estrogeno

Estas son las dos hormonas que producen los ovarios, la mitad del ciclo menstrual se produce estrogeno y la otra mitad progesterona, la mayoria de las mujeres tiene predominio de estrogeno, es decir estrogeno de mas. La progesterone nos asegura una completa eliminacion de la capa uterina, bajos niveles de progesterona significan un aumento de tejido. Altos niveles de estrogeno estimulan crecimiento de la capa uterina causando aun mas formacion de tejido endometrial. Con el estilo de vida que llevamos, la dieta que tenemos es muy dificil que exista un balance de ambas hormonas, asi que la mayoria de las mujeres estan sufriendo por predominio de estrogeno.

Existe lo que se llama Interrupcion de estrogeno o estrogenos negativos, esto ocaciona varios problemas entre ellos:

Inflamacion y dolor de los senos que empeora antes de la menstruacion, menstruacion pesada y dolorosa, aumento de peso; especialmente en el area de las caderas, perdida de cabello, aumento de pelo facial, calores de menopausia, fibromas uterinos, fibromas en los senos y quistes en los ovarios.

Estas a riesgo de estar expuesta a disruptores de estrogeno?

Si vives en una area Agricola, los pesticidas, insecticidas y quimicos que andan en el aire pueden estar afectandote. Si comes productos lacteos injectados con hormonas o carnes. Si tienes una dieta alta en grasa; por ejemplo si comes carnes todos los dias, o alimentos fritos; los lacteos tambien son una fuente de grasa saturada. Si usas hormonas de reemplazo. Todo esto contribuye a los estrogenos negativos.

Reduzca la grasa en su dieta, evite alimentos que contengan hormoas como la carne, la leche y los huevos, coma muchos vegetales especialmente cruciferos para reducir el riesgo de interruptores de estrogeno.

Suplementos que pueden ayudar a balancear el sistema glandular Femenino:

Damiana

Correctivo femenino que ayuda a balancear las hormonas, fortalece las suprarrenales, ayuda a eliminar el bello facial y puede aumentar la fertilidad.

Wild Yam

Precursor de la Progesterona, balance hormonal, problemas relacionados con la menopausia y tambien ayuda a aumentar la fertilidad.

Dong Quai

Se le conoce como el Ginseng Femenino, ayuda con problemas de la menstruacion como la ausencia del ciclo menstrual y la menopausia.

Black Cohosh

Este es parecido al estrogeno, problemas femeninos como el sidrome premenstrual y los calores de la menopausia

Capítulo 7

SOLUCIONES SENCILLAS PARA PROBLEMAS COMUNES

"Que tu alimento sea tu medicina". La solucion para problemas comunes puede estar en nuestra propia cocina. Estamos acostumbrados a usar medicamento para cualquier problema, problemas minimos corremos a la farmacia. Que si me duele la cabeza, busco un analgesico inmediatamente. Que si me duele el estomago, busco el antiacido. Alergias, un antiestaminico para cubrir los sintomas

Creo que esta cultura debe de cambiar, debemos volver a lo natural, especialmente si somos cristianos. La naturaleza lo tiene todo. Cuando Dios hizo al hombre, le proveyo de todo lo que el necesitaba para vivir y para tener salud. A continuacion voy a dar algunos remedios faciles de usar y muchos de ellos los tiene en su propia casa.

Acidez

El reflujo del acido ocurre cuando el musculo que enta entre el estomago y el esofago se debilita y no cierra completamente, entonces el acido sale y salpica el esofago causando quemazon y puede causar mucho dolor. Prevenga esta situation tan incomoda haciendo lo siguiente:

Coma porciones pequeñas mas seguido, es mejor si como cinco veces al dia que solamente dos o tres.

Evite comer antes de ir a dormir, debe de cenar por lo menos dos horas antes de acostarse.

Evite los alimentos acidos como los citricos, el tomate, el ajo y el chocolate

Evite los antiacidos ya que estos pueden tener efectos secundarios. Algunos de ellos tienen alto contenido de sodio, otros alto contenido de calcio, estos ultimos producen aun mas acido. Hay otros que contienen magnesio y si se toman por largo tiempo, el magnesio se puede acumular en el cuerpo y esto puede ser peligroso.

Un remedio muy facil y efectivo: Tome aceite de olivo mezclado con jugo de limon fresco. Tomelo en la noche antes de dormir y esto bajara la acidez.

Corte una rama de savila, pelonela, licuela y tomela 20 minutos antes de los alimentos.

Tome te de manzanilla de yerbabuena despues de los alimentos.

Tome un jugo de zanahoria y apio fresco diariamente, esto ayudara a bajar el acido.

Problemas Cardiovasculares

Existen varios alimentos que nos ayudan a prevenir y a tratar algunos problemas cardiovascular:

Ajo: El ajo tiene muchos beneficios para nuestra salud y deberiamos usarlos en abundancia en nuestra comida o tomar un suplemento, es mejor en suplemento porque al cocinarlo pierde ciertas propiedades.

El ajo ayuda a tener mejor circulacion controlar la presion sanguinea, ayuda a mantener un nivel de colesterol normal. El ajo tiene propiedades antivirales, antibacterianas y antifungicas. Contiene alicina es una sustancia que nos ayuda a prevenir el cancer.

Se considera que tiene propiedades para actuar en el buen funcionamiento del corazon, puede ayudar a prevenir un infarto.

Vinagre de Manzana Organico: Si la presion le sube de repente, tome 3 cucharadas de vinagre de manzana mezclado con 3 cucharadas de agua y un poquito de miel virgen

(opcional) para que no le sepa tan feo. Ademas el vinagre, si lo acostumbra a diario puede remover la placa de las arterias. Es aun mas efectivo que el procedimiento que hacen los medicos para destapar las arterias, porque ellos no remueven la placa mediante este procedimiento, solamente la ponen hacia las paredes de las arterias, es por eso que al año a dos se vuelven a bloquear. El vinagre de manzana ayuda a desaser los depositos de grasa y a bajar los niveles de colesterol anormales.

Capsicum: Este chilito si que es bueno porque nos puede ayudar a prevenir un infarto. Si esta teniendo sintomas de un infarto, tome inmediatamente una cucharada de capsicum, esto le puede salvar la vida. Acelera y restituye la circulacion, por eso es tan bueno para problemas de hemorroides y venas varicosas.

Aceite de Pescado: Son las grasas ecsenciales, como su nombre lo dice son escenciales para nuestro cuerpo, no deberiamos de estar ni un dia sin ellas. El aceite de pescado contiene Omega-3 esta nos ayuda a prevenir problemas cardiovascular como alta presion, altos niveles de colesterol dañino, mala circulacion, arterias bloqueadas, etc. si ya tiene mala circulacion o inlfamacion tome aceite de pescado en grandes cantidades y usted mirara la diferencia!

Aceite de Linaza: Es otra fuente de grasas buenas, para los que no les gusta el aceite de pescado, tenemos esta otra alternativa. Le digo: En la naturaleza lo tenemos todo!

Es una buena fuente de Omega 3,6 y 9. Tiene los mismos beneficios del aceite de pescado. Ayuda a mantener la presion sanguinea en un nivel normal. Y tambien a bajar la inflamacion.

Dolor e Infeccion de Muela:

Tome una tableta de ajo y muelala y ponga el polvo directamente en la muela que le duele. Ademas tome una tableta de ajo cada hora para eliminar la infeccion. Muy efectivo, lo he comprobado!

Dolor de Oidos:

Encienda la secadora de pelo y coloquela como a 6 pulgadas de distancia de su oido, dejela encendida por algunos minutos, esto dara un alivio rapido.

Tambien el aceite de melaleuca puede ayudar, puede poner tre gotas de aceite dentro del oido. La plata colloidal es otro remedio muy bueno par ainfecciones en los oidos, se puede poner gotas en los oidos y tambien tomarlo internamente, si trae infeccion, la plata matara la bacteria que esta causando la infeccion.

Indigestion

Le cayo mal la comida, se inflama o se siente lleno de gases despues de comer?

Ponga cinco gotas de aceite de menta en dos onzas de agua tibia y tomelo despues de comer, se sentira mejor inmediatamente. Si esta en un restaurant ponga las gotas de aceite en la lengua. El aceite de menta tambien ayuda a calmar el intestino irritable. El gengibre es una raiz muy beneficioso para la digestion, lo puede conseguir en capsulas o en raiz, puede masticar un pedazo despues de comer o agregarlo a los alimentos.

Intoxicacion por alimentos o por quimicos:

Nada mejor que el carbon activado para desintoxicar. Se ha usado desde la antiguedad por su capacidad absorbente. Se usa con frecuencia para apoyar los mecanismos limpiadores del cuerpo. Las toxinas del tracto digestivo se adhieren al carbon y son removidas del cuepo en forma natual. Tambien ayuda a eliminar el gas intestinal y a limpiar el higado.

Gota:

La gota es un tipo de artritis y esta se produce cuando se tiene demasiado acido urico en la sangre. El acido urico se cristaliza y se acumula en sus articulaciones, por lo general en el dedo gordo del pie causando inflamacion y mucho dolor. Para prevenir la gota, trate de eliminar el acido urico de su cuerpo y si tiene sobrepeso, lo mejor que puede hacer es tratar de bajar de peso, ya que las personas con sobrepeso son mas propensas a padecer este problema.

Elimine al acido urico:

Tome jugo organico de cereza negra todos los dias, esto le ayudara a disminuir el acido urico. Tambien el agua de flor de Jamaica es muy bueno para sacar el acido urico.

Tome te de semilla de apio, tiene propiedades antiinflamatorias y se ha usado para tratar artritis y posiblemente ayuda a remover el acido urico del cuerpo.

Limite o evite el consumo de carnes rojas, el pavo, el tocino y la carne de venado. Puede sustituir las carnes por tofu. El tofu es una buena fuente de proteina y ayuda a su cuerpo a eliminar el acido urico.

Algunos vegetales pueden agravar la gota. Tenga cuidado con los esparragos, la coliflor, las lentejas, los hongos, los chicharos y las espinacas.

Deje el alcohol. Las bebidas alcoholicas en exageracion aumentan el riesgo de padecer gota y **si** ya lo padece, el consumo de alcohol empeorara los ataques. En particular evite la cerveza.

Beba tanta agua como le sea possible. El agua le ayudara a disminuir el acido urico y a eliminarlo del cuerpo. El agua es el mejor diuretico que usted pueda tomar.

Migraña

Porque continuar sufriendo los dolores causados por migraña, cuando el remedio puede estar en las hojas de una planta llamada Feverfew (no se el nombre en español). Se le conoce como la aspirina natural y realmente es efectiva. Mi hija Nallely siempre tiene una botella de Feverfew a la mano para cuando siente un dolor de cabeza, la toma en lugar de buscar aspirina o cualquier otro analgesico. Si padeces de migraña te puedes tomar una diaria para prevenir el dolor. Si tienes el dolor muy fuerte, tomate 4 capsulas de 186 mg por capsula y luego 2 cada hora hasta que mejore. Esto puede ser un remedio rapido para la migraña, claro que la migraña se debe de tratar. Se debe de tratar de determinar que es lo que esta causando la migraña y tratarla. Generalmente es causada por acidez o por toxinas en el higado.

He tenido pacientes que han padecido migrañas muy fuertes por mucho tiempo, las he tratado y han sanado.

Otro remedio rapido para la migraña es el aceite escencial de menta. Se debe de frotar la frente con suficiente aceite, acostarse con los ojos cerrados, relajarse y esperar a que el dolor desaparezca.

Practique ejercisios de relajacion. Alejese por unos momentos hacia una habitacion obscura y silenciosa y ahi respire profundamente hasta que se sienta mejor.

Aprenda Thai-chi y practiquelo diariamente, tiene varios beneficios, ademas de ayudar a controlar la migraña.

Evite o limite la cafeina lo mas que pueda, la cafeina causa que los vasos sanguineous se contraen y causa dolor de cabeza.

Trate de evitar aditivos en los alimentos como el aspartamo este es un enducolorante artificial que se encuentra en la azucar artificial, en las bebidas de dieta y en casi todos los chicles. Algunos estudios han demostrado que el aspartamo contribuye a la migraña.

Otro aditivo muy peligroso que puede contribuir a la migraña es el glutamato de monosodio (MSG) es un quimico que se usa para realzar el sabor de la comida, esta en casi todas las especias y las comidas procesadas. Lea las etiquetas y asegurese de que diga no MSG.

El nitrito de sodio es otro conservador que se usa en todas las carnes frias como salchichas, jamon, pavo, perros calientes, etc. Este tambien puede causar dolores de cabeza entre otras cosas.

Alergias

No tiene que depender de los antiestaminicos para controlar sus alergias. Existen alternativas naturales sin efectos secundarios.

No se sabe exactament porque o como trabaja, pero trabaja controlando todos los sintomas causados por alergias como la picazon, los ojos llorones, los destornudos y la nariz que corre, su nombre: Polen de abeja. Si es allergico a las abejas, no debe de tomarlo, pero si el valiente y quiere intentarlo empiece tomando solo una capsula, espere algunas horas, si no tuvo ninguna reaccion puede volver a tomar otra. Si tiene alguna reaccion no las vulva a tomar, ya que puede ser peligroso. La mayoria de la gente las toman sin ningun problema.

Se cree que el polen de abeja hace que el cuerpo sea menos sensible a las substancias que causan las alergias y tiene el mismo efecto que las inyecciones para las alergias.

Al polen de abeja se le conoce como el alimento perfecto ya que contiene proteina, vitaminas y algunos minerales. El Dr. Tinterow dice que el polen de abeja en corto tiempo causa que los sintomas de la alergia desaparezcan y no vuelvan a aparecer. El dice que esto es porque el polen de abeja tiende a alterar las deficiencias del sistema inmunologico que estan causando las alergias.

Otro producto que puede ayudar mucho a controlar las alergias es el Feverfew el mismo que mencione antes para el dolor de cabeza. Tiene propiedades antiestaminicas y para inmediatamente los sintomas causados por las alergias, especialmente la picazon en la piel. Yo personalmente lo he usado para eso.

Consuma suficientes alimentos que contengan vitamina C como los citricos, las fresas, melones, kiwi, brocoli y tomates. Ademas tome un suplemento de Vitamina C. Altas dosis de Vitamina C ayudan a prevenir de una reaccion alergica, se pueden tomar hasta 4,000mg diarios.

Tome un suplemento de Magnesio este ayuda a reducir la severidad de las alergias

Evite los alimentos que pueden causar una reaccion alergica como la leche y el trigo, estos dos son los que mas alergias producen.

Artritis

Elimine los dolores causados por el artritis poniendo especial cuidado en lo que come. Todo esta en lo que comemos, a veces no pensamos que un dolor de artritis puede estar relacionado con lo que comemos. La artritis es inflamacion en las articulaciones y estamos consumiendo muchos alimentos que causan inflamacion como la arina y el azucar refinada. Si esta padeciendo de este problema tan doloroso, su dieta debe de incluir alimentos que combatan la inflamacion no que la aumenten.

Coma mas pescado, busque los pescados ricos en Omega3 como el atun, el salmon, el pescado azul, la trucha y el pescado blanco. Si no es amante de el pescado, busque un suplemento que contenga los acidos omega3 en capsulas de aceite de pescado. Puede tomar de 3 a 5 gramos por dia para bajar la inflamacion. El aceite de pescado es un alimento maravilloso tiene tantos beneficios ademas de bajar la inflamacion causada por el artritis que todos deberiamos de tomarlo.

Cambie su aceite de cocinar por aceite de oliva, este es el mejor aceite que puede usar para cocinar. El eceite de oliva puede beneficiar sus articulaciones adoloridas al reducir la produccion de una sustancia que causa inflamacion, ademas el aceite de olivo nos ayuda a quemar grasa. Uselo en abundancia.

Tenga una dieta mas vegetariana, los vegetales no causan inflamacion asi que coma suficientes vegetales y limite las carnes, especialmente las carnes rojas. Elimine los alimentos que contengan trigo, los lacteos, las papas y los tomates. Use el pimiento rojo en todos sus platillos este ayuda a reducir la inflamacion.

Suplemente su cuerpo con vitaminas especialmente las vitaminas del complejo B estas ayudan a controlar el dolor. Las vitamina C y D tambien son muy importantes. La vitamina C es importante por sus propiedades antioxidantes, una de las areas en las que mas ayuda es en el cartilago de las rodillas. Tome altas dosis de vitamina C y sentira menos dolores en las rodillas puede tomar hasta 5 gramos al dia. La vitamina es muy importante para que el cuerpo asimile bien el calcio.

Insomnio

Le gustaria dormir tranquilamente sin los efectos secundrios de las pastillas para dormir. La Valeriana es un sedante natural y podria ser la solucion para el insomnio y para la ansiedad. Millones de personas sufren de desordenes del sueño y la mayoria de ellos toman sedantes como el Valium y el Halcion. Los efectos secundarios de estas drogas son muy peligrosos, el primero de ellos es que la persona se hace adicta y con el tiempo tiene que estar aumentando la dosis y puede llegar a tener una sobredosis. Otros efectos que pueden causar es perdida de la memoria y alusinaciones.

A la Valeriana muchos la conocen como el Valium de Dios. Existen muchas evidencias de que ayuda a inducir el sueño, alivia el estres y relaja los musculos. Si tiene que tomar antidepresivos, escoja lo que Dios nos ha dado, se sentira mejor y sin nungun riesgo.

Puede practicar algunas otras tecnicas como:

Establecer un horario y mantengalo, es decir ponga una hora para acostarse y para levantarse y hagalo todos los dias para que su cuerpo se acostumbre a ese horario. No se acueste un dia a las 10 otro a las doce, y otro a las dos de la mañana. Una buena hora para irse a dormir es a las 10:00 p.m y levantarse a las 6:00 a.m

Aparte un tiempo para estar en silencio cada noche antes de irse a dormir. Unos 15 minutos orando le ayudara mucho a sacar toda preocupacion, todo afan de su mente.

Evite los estimulantes en la tarde. Trate de no comer o tomar nada que contenga cafeina como el te, café, chocolates, etc. despues de las 6:00 P.m

Cene temprano, va a ser dificil que duerma bien si come comida pesada en la noche, siempre le digo a mis clientes que no deben de comer nada despues de las 7:00 p.m

Si tiene que comer algo despues de las 7:00 p.m asegurese de que sea algo muy ligero como frutas o vegetales.

Apage su mente. Saque las preocupaciones y el estres pensando o escuchando algo pacifico como una musica suave, el sonido de una cascada, de la lluvia o de las olas del mar le van a ayudar a relajarse y a tener un buen sueño.

Tome un baño caliente. Relajese en un baño caliente con aceites de aromaterapia. El agua caliente subira la temperatura del cuerpo y se cree que esto ayudara a dormir mejor.

Diarrea

La diarrea es un mecanismo de defensa del cuerpo, es la manera en que el cuerpo esta tratando de sacar algo malo, algo que puede dañar al cuerpo y la mejor medicina es dejar que salga todo, cuando sale del cuerpo lo que tenia que salir generalmente la diarrea pasara. Si esta persiste o si quieres ayudar a tu cuerpo a que se limpie mas rapido puedes tomar carbon activado. Este es muy bueno para sacar toxinas del cuerpo. Para diarreas muy fuertes use carbon activado. La plata coloidal es antibacteriana y antiviral, si la diarrea esta siendo causada por bacteria o por virus, tome plata coloidal y mejorara rapidamente.

Aumente la fibra en su dieta, la fibra soluble hace bulto y ayudara a detener la diarrea. El Psyllium en polvo es una buena fuente de fibra. Puede tomarlo dos veces al dia.

Consuma una dieta muy ligera. Empiece con una dieta de puros liquidos como caldo de pollo, el puro caldito, sopa de vegetales y mucha agua. Luego cuando mejore puede agregar pure de manzana, arroz blanco, platanos y yogurt.

No se olvide de los Probioticos. Con la diarrea el cuerpo puede perder la bacteria buena, entonces se debe de suplementar. Los probioticos le ayudaran mucho a controlar la diarrea, a repoblar la flora intestinal y a sentirse mucho mejor. Tomelos antes de los alimentos

Evite la leche de vaca. Mucha gente no tolera la lactose y esa intolerancia puede causar diarrea cuando consumen lacteos. Asi que evite la leche y todos sus deribados. Puede sustituirla por leche de soya o de almendras. Otros alimentos que debe de evitar son los que contienen grandes cantidades de carbohidratos simples como los panes, las pastas y las papas.

Si quiere prevenir o correguir estos problemas tan comunes hoy en dia, siga el consejo que se nos da en el libro de Genesis capitulo 1 verso 29

Y dijo Dios: He aqui que os he dado toda planta que da semilla, que esta sobre toda la tierra, y todo arbol en que hay fruto y que da semilla; os sera para comer.

Capítulo 8

Previniendo Enfermedades Cronicas

Las enfermedades cronicas degenerativas estan en aumento cada dia mas y mas. Que podemos hacer para pretegernos y proteger a nuestra familia. El diabetes es una epidemia, las estadisticas nos muestran que los niños de hoy, una tercera parte de ellos desarrollaran diabetes. Esta enfermedad les robara 10 o mas años de su vida.

El cancer esta matando a miles de personas cada año incluyendo niños.

Miles de personas sufren todos los dias por dolor causado por artritis. La obesidad esta en umento cada dia. Yo me pregunto porque me toco vivir en esta epoca donde existe tantos problemas de salud. Tendremos esperanza, tendran nuestros hijos esperanza?

Diabetes:

"Se estima que 16 millones de personas en Estados Unidos sufren de diabetes. La diabetes mata a 180,000 americanos cada año, lo que la convierte en la septima causa de muerte"

El diabetes es un problema muy serio, si no lo atendemos puede llevarnos a muchas complicaciones como: Enfermedades cardiacas, falla de los riñones, endurecimiento de las arterias, alta presion, cataratas, ceguera, gangrena, perdida de la audicion, amputaciones y hasta la muerte.

Existen dos tipos de diabetes, la diabetes tipo I que se le conoce como la diabetes juvenil. La diabetes tipo II es cuando aparece a una edad adulta.

En el diabetes tipo I, el cuerpo no es capaz de producir la cantidad adecuada de insulina, como resultado la glucosa se acumula en el torrente sanguineo y es arrojada del cuerpo atravez de la orina y el cuerpo sufre mucho porque las celulas no pueden agarrar lo que debe de ser provisto por la glucosa para producir la energia para el funcionamiento normal de las celulas. En este tipo de diabetes el paciente tiene que inyectarse insulina todos los dias. Los sintomas del diabetes tipo I incluyen: sed excesiva, hambre, orinar frecuentemente, desidratacion y perdida de peso.

Diabetes tipo II tambien conocida como diabetes Mellitus y es la mas comun. Es una enfermedad cronica degenerativa causada por la falta o la resistencia a una hormona llamada insulina, la cual es escencial para el metabolismo del azucar. La persona con diabetes no pruduce suficiente insulina o la celula se hace resistente a la insulina y la glucosa no puede ser movida del torrente sanguineo hacia la celula.

La diabetes tipo II abarca a la mayoria de los casos de diabetes y se esta convierten en una epidemia qui en Estados Unidos. Gran parte se debe a la dieta que llevamos, no hemos acostumbrado a la dieta americana abundante en carbohidratos simples, la obesidad, el estilo de vida sedentario. Se estima que el 85 % de los diabeticos tipo II estan con sobrepeso. En muchos de los casos la causa del diabetes es la obesidad y la cura podria ser perder peso y mantener un estilo de vida mas saludable.

Tratando la Diabetes

La meta de cualquier doctor o paciente tratando con diabetes es lograr mantener el nivel de azucar en la sangre bajo control y tratar de estabilizarlo a un nivel normal. Para lograr esto es necesario el uso de insulina, medicamentos, cambiar su alimentacion y tener una vida mas activa. La persona tiene que tomar responsabilidad de su propia salud.

En el diabetes tipo I, la persona va a tener que depender de la insulina por lo general para siempre. Sin embargo una dieta apropiada y hacer ejercicio moderado diariamente hara que el nivel de azucar en la sangre baje y va a poder reducir el uso de insulina. Al bajar la dosis de la insulina, la persona tendra menos complicaciones relacionadas con esta enfermedad.

En el diabetes tipo II, es diferente, aqui el paciente no tiene que depender del medicamento para bajar el azucar en la sangre, se puede controlar con la comida. Comer porciones pequeñas varias veces al dia, evitar los carbohidratos simples, reducir el consumo de azucar o eliminarlo completamente, hacer ejercicio fisico y tratar por todos los medios de perder peso. Todo esto ayudara a mantener los niveles de azucar en un nivel normal y el paciente bajo supervision medica puede ir reduciendo la dosis de sus medicamentos. Las personas con diabetes deben de prestar atencion especial a su dieta. Las dietas altas en carbohidratos compelejos que son altos en fibra como granos enteros, legumbres y vegetales reducen la necesidad de insulina, estos alimentos no hacen que la glucosa en la sangre se eleve tan rapido como cuando se consumen carbohidratos simples como las arinas blancas, las pastas regulares, el arroz blanco, las galletas y los jugos de frutas. Dietas altas en fibra ayudaran a mantener el nivel de azucar en un nivel normal, la fibra ayuda a absorber agua en el cuerpo. Necesitamos de 25 a 30 gramos de fibra diarios y no lo estamos obteniendo de los alimentos por esto es mejor que tome un suplemento de fibra soluble todos los dias.

La persona con diabetes debe de limitar mucho los carbohidratos, especialmente los simples; como lo mencione antes. Debe de consumir proteina en cada comida, incluyendo las meriendas. Por ejemplo puede comer un pedazo de pollo con una o dos porciones de vegetales, evitando o limitando el pan, los vegetales tienen carboidratos asi que no necesita el pan. De merienda puede tener una media taza de almendras o nueces, media taza de yogurt sin azucar puede ser otra buena merienda.

Haciendo estos simples cambios en su dieta puede controlar el azucar en la sangre y reducir la dosis de su medicamento yo no creo que sea muy dificil hacerlo si pensamos en todas las complicaciones que el paciente con diabetes puede tener por no cuidarse o por no saber como cuidarse. Tenga mucho cuidado con el azucar, como lo dije en otro capitulo el azucar tiene muchos nombres, acostumbrese a leer las etiquetas y vea el contenido de azucar, si contiene mas de 6 gramos de azucar, no deberia de comerlo. Quiza no diga azucar puede decir: glucosa, fructose miel de maiz (high-fructose corn syrup) por favor evite especialmente este tipo de zucar es la peor de todas. Tambien puede decir sorbitol, concentrado de jugo de frutas, sucrose, todos estos nombres quiere decir azucar

Conozco varias personas con diabetes que prefieren sufrir que cambiar su dieta, me parece incleible que mejor esten dispuestos a perder partes de su cuerpo que disciplinarse. Los veo tomarse los litros de sodas y comerse los pastelitos, se les hace mas facil depender del medicamento, tomarse la pastilla o inyectarse la insulina que mejorar su dieta. Tome responsabilidad, la diabetes tipo II puede controlarse sin la necesidad del medicamento, solamente con la alimentacion, usted puede sanar de diabetes, esta en sus manos el hacerlo.

Suplementos necesarios para personas con diabetes

La persona con diabetes va a tener mas necesidad de ciertos suplementos nutricionales como las vitaminas del complejo B, la Vitamina C, Vitamina E, Cromo, Magnesio, zinc, la conzima Q-10, las grasas escenciales y la enzimas digestivas.

Complejo B

Los niveles de vitamina B6 bajan despues de los 50 años y es mas comun que esto ocurra en pacientes con diabetes tipo II. Tomar un suplemento de vitamina B6 diariamente puede ayudar a reducir el uso de insulina y a mejorar la salud.

Biotin es un compuesto del complejo B trabaja sinergeticamente con la insulina y ayuda en la utilizacion de la glucosa

Vitamina C

Se ha encontrado que altas dosis de vitamina C reduce la necesidad de insulina, ayuda a mantener la salud de los ojos y a prevenir las cataratas. Es muy importante para ayudar a prevenir infecciones, los pacientes diabeticos facilmente pueden desarrollar infecciones. Megadosis de vitamina C ayuda a prevenir complicaciones cardiovascular ayudando en la production del colageno el cual ayuda a fortalecer los vasos sanguineous.

Vitamina E

La vitamina E es escencial para los pacientes con diabetes. Es un poderoso antioxidante y tiene efectos anticoagulantes, lo cual puede ser un factor importante para prevenir daño a los ojos y a los riñones. Suplementar vitamina E a las personas con diabetes tipo II puede ayudarles a prevenir el uso de la insulina y tambien ayuda a reducir la formacion de coagulos.

Cromo

El cromo es un mineral muy importante para que el pancreas funcione bien. El cromo es mobilizado inmediatamente cuando la glucosa o la insulina entran en el torrente sanguineo y la minima deficiencia de cromo puede afectar al cuerpo en la tolerancia a la glucosa. La dieta Americana esta muy deficiente de cromo y la dietas altas en azucar refinadas destruyen el cromo en el cuerpo.

El cromo es efectivo para tratar la hypoglycemia (niveles bajos de azucar) y actua como un normalizador en los pacientes que dependen de la insulina. Se ha demostrado de que el cromo ayuda a restaurar la funcion de la insulina en la diabetes tipo II

Magnesio and Potasio

Las deficiencias de magnesio y potasio hacen que la persona tenga mas resistencia a la glucosa y contribuye al daño de los organos y los nervios. El Magnesio es escencial para el mantenimiento de un sistema cardiovascular saludable, ayuda a reducir las grasas y el colesterol en la sangre.

Zinc

El zinc es escencial para la produccion de insulina y ayuda en la digestin de proteinas y tiene efectos antiviral.

Grasas Escenciales

Los aceites escenciales Omega-3 y Omega-6 has demostrado disminuir la resistencia a la insulina y algunas otras complicaciones en personas diabeticas. buenas fuentes de Omega-3 y Omega-6 son: el aceite de linaza, las semillas de calabaza, las almendras y el frijol de soya. Otros importantes aceites Omega-3 los podemos encontrar en ciertos pescados de aguas frias como el salmon y la tuna.

Hierbas que se han usado para tratar la diabetes:

Nopal

El nopal es una planta de la familia del cactus, contiene pectinas y mucilaginous. Es beneficioso para el sistema digestivo y para el buen funcionamiento del pancreas ayudando a mantener el azucar en la sangre en un nivel normal.

Huereque

Es otro cactus derivado del desierto de Mexico. Se cree que tiene un profundo efecto en bajar el azucar en la sangre. Lo unico malo con el huereque es que despues de seis meses ya no tiene el mismo efecto en el cuerpo, es como que el cuerpo se acostumbra a esta planta y se hace resistente a este. Se debe de descansar por un mes y despues volverlo a tomar y vulve a ser efectivo, puede cambiar al nopal mientras descansa del huereque.

Semilla de Fenugreco

Se puede conseguir la semilla de fenugreco en polvo y tomar 50g dos veces al dia para pacientes con diabetes tipo I ayuda a bajar el azucar en la sangre en un 54% en un periodo de 24 horas. En la diabetes tipo II puede tomar 15 g de fenugreco dos veces al dia y significativamente reducira los niveles de glucosa en la sangre.

Sello Dorado (Golden Seal)

El sello dorado se le conoce como la insulina natural y actua en el cuerpo como la insulina regulando los niveles de azucar, ademas tiene otros beneficios; apoya el sistema inmunologico, el sistema digestivo y el sistema urinario.

Noni

Este maravilloso jugo tambien ayuda de diferentes maneras a las personas con diabetes: el jugo de Noni ayuda a la salud en general y todos deberiamos de tomarlo especialmente los pacientes con diabetes ya que ayuda a mantener los niveles normales de la glucosa. Es un antioxidande poderoso con alto contenido de vitamina C por lo tanto fortalece el sistema inmunologico protegiendo a la persona contra infecciones. Apoya el sistema digestivo, sabemos que las personas con diabetes, por lo general tienen mala digestion e inflamacion del estomago, el Noni les ayudara para que tengan una mejor digestion. Ayuda al cuerpo para que tenga una mejor circulacion y a mantener la presion sanguinea en un nivel normal. Si la persona con diabetes acostumbra tomar el Noni, estara protejiendo su cuerpo en contra de las complicaciones que esta enfermedad puede traer.

Gymnema Sylvestre

Es una hierba de la India que se ha usado para reducir la necesidad de insulina en la diabetes tipo I y existen evidencias que puede ayudar a regenerar las celulas del pancreas responsables de producir la insulina. Tambien es muy beneficiosa para la diabetes tipo II. Algunos pacientes han sido capaz de bajar la dosis y aun de descontinuar su medicamento oral al ser tratados con Gymnema Sylvestre y al tener cuidado con su dieta.

Stevia

Es una planta muy dulce que se puede usar como endulsante en lugar del azucar regular, foltalece al pancreas y ayuda a estabilizar el nivel de azucar en la sangre y no requiere insulina para ser metabolizada.

Previniendo la Diabetes

La diabetes como otras enfermedades en prevenible, podemos hacer muchas cosas para prevenirla o revertirla. No debemos de pensar que porque mis padres o algun familiar cercano tiene diabetes, yo tambien voy a tener diabetes. Claro que traemos los genes de nuestros padres y en cierta manera estamos predispuestos a desarrollar los problemas de salud que ellos tienen. Pero esta en nuestras manos cambiar esto. Mi mama tiene diabetes, la mama de mi papa tenia diabetes y varios otros miembros de mi familia cercana tienen diabetes. Por el historial de mi familia se que puedo tener mas predisposicion a tener diabetes. Yo no estoy esperando tener diabetes porque miembros de mi familia la tienen. Yo estoy tomando reponsabilidad por mi y por mi familia para que no desarrollemos diabetes.

*El primer paso y el mas importante es lo que estamos comiendo, todo tiene que ver con lo que comemos, usted es lo que usted come. Esta frase la hemos escuchado muchas veces y es verdad, sabemos que de los alimentos el cuerpo toma todos los nutrientes necesarios para su buen funcionamiento y si no estamos obteniendo buenos nutrientes. De los alimentos tambien recibimos informacion y esta informacion debe de ser correcta. Si el alimento es malo entonces la information no va a ser correcta y va a empezar a ocurrir deficiencias en nuestro cuerpo.

Ya he mencionado en capitulos anteriores como debe de ser nuestra dieta y lo voy a repetir una vez mas: Estamos comiendo demasiada azucar, mucho mas de la que el cuerpo puede metabolizar. Entonces para prevenir el diabetes necesitamos limitar mucho el azucar. El azucar esta en todas partes y tiene diferentes nombres, acostumbrese a leer las etiquetas para ver la cantidad de azucar que contiene. No deberiamos de consumir mas de 13 gramos de azucar diariamente. Al tener una dieta alta en azucar el pancreas va a necesitar producir mas insulina para metabolizar esa azucar y va llegar un momento en que va a empezar a tener resistencia a la insulina, es decir ya no va a poder producir suficiente insulina y entonses el exceso de glucosa va a estar en la sangre y esto es toxico para el cuerpo. Si quiere prevenir la diabetes y sus complicaciones: DEJE DE COMER AZUCAR

*Evite los carboidratos simples, que son el arina blanca, las pastas blancas y el arroz blanco, estos tienen un indice glycemico muy alto.

*Coma alimentos altos en fibra como granos enteros, legumbres y vegetales frescos, asegurese de comer por lo menos 5 porciones de vegetales diarios.

*Evite la comida procesada como la pizza, las hamburgesas y toda la comida que ya viene preparada. Esta comida no tiene buena comunicacion con su cuerpo, va a tener un efecto negativo.

*No consuma nada que contenga aceites hydrogenados, estos tipos de grasas son muy peligrosos para la membrana celular, causan oxidacion a las celulas. Si esta comiendo en restaurant, esta comiendo aceites hydrogenados. Otro paso para prevenir la diabetes es evitar los restaurantes lo mas posible y claro los de comida rapida son los peores.

*Coma porciones requeñas cada 3 horas para que el azucar se mantenga en un nivel estable. Si dura mas de 4 horas sin comer puede ser que el nivel de azucar se baje y se va a sentir muy mal.

* Tome un buen suplemento de vitaminas y minerales, la deficiencia de algunos minerales pueden contribuir a que se desarrolle diabetes especialmente el Cromo, el Magnesio y el Potasio.

* Haga ejercisio fisico todos los dias, esto es muy importante ya que el ejercicio nos ayuda a estabilizar el nivel de azucar en la sangre. Cuando se usan los musculos en forma vigoroza, la glucosa es absorbida por las celulas como energia sin la ayuda de la insulina. El ejercicio puede incluir caminar, correr, nadar o andar el bicicleta. El ejercicio tambien ayuda a controlar el peso y estimula la funcion metabolica.

*Pierda peso. Si tine sobrepeso, trate por todos los medios de perder peso, las personas obesas estan mas propensas a desarrollar diabetes. El 30% de las personas con obesidad van a tener diabetes, entonces haga todo lo posible por mantener un peso ideal. La causa principal del sobrepeso es una dieta pobre, una dieta a base de comida procesada esta clase de comida es alta en calorias y baja en fibra y en nutrientes escenciales. Una dieta pobre es un factor importante que contribuye a la diabetes.

CANCER

El cancer es un enfermedad autoimmune en la cual ciertas celulas del cuerpo dejan de funcionar bien y empiezan a comportarse de una manera inapropiada. Las celulas empiezan a multiplicarse en una forma incontrolable y ya no van a funcionar en forma armoniosa con el cuerpo y pueden formas sus propios vasos sanguineous, cuando esto sucede empiezan a formarse tumores cancerosos. Las celulas anormales pueden migrar y circular en el torrente sanguineo y se pueden formar tumores en diferentes partes del cuerpo. Cada celula de nuestro cuerpo tiene la abilidad de tornarse cancerosa y de echo lo hacen diariamente, pero el sistema inmunologico tiene la capacidad de protejer al cuerpo destruyendo estas celulas, entonces aqui lo importante es tener un sistema inmonologico fuerte, para que sea capaz de pelear en contra del cancer y de cualquier otro invasor y ese es uno de los pasos y quiza el mas importante que voy a mencionar para prevenir el cancer.

En terminos simples el cancer representa un proceso acelerado e inapropiadao de un incontrolable crecimiento de celulas que se pueden formar en una parte del cuerpo o se pueden desparramar por todo el cuerpo y existen diferentes tipos de cancer y se le ha dado diferentes nombres como: Carcinomas, Sarcomas, Leucemia, limfomas y mas pero todos son cancer.

Factores que contribueyen al cancer

La ciencia cada vez esta mas avanzada y se han hecho tantas investigaciones y tantos nuevos tratamientos en contra del cancer; sin embargo cada dia tenemos mas casos de cancer, cada año mueren miles de pesonas a causa del cancer incluyendo niños. La verdad es que la ciencia con sus grandes avances no ha logrado hacer mucho por los pacientes con cancer. Nadie sabe exactamente porque o que es lo que esta causando cancer. Los cientificos creen que el cancer es generado en dos pasos, iniciacion y promocion. La iniciacion del cancer puede ocurrir en varias maneras. Por ejemplo un dieta baja en fibra hace que los desperdicios del cuerpo duren mas tiempo en el colon exponiendo a las paredes intestinales a agentes que pueden causar cancer. Yo creo que esto contribuye mucho al cancer. El cancer en el colon es la segunda causa de muerte en Estados Unidos. Si pudieramos mantener el colon limpio con el uso de fibra y otros productos, creo que el cancer del colon disminuiria considerablemente.

Despues del proceso de iniciacion del cancer, esta enfermedad puede permanence sin ser detectada por muchos años. Hay factores que facilitan que esta enfermedad se siga desarrollando a estos se les llama promotores porque promueven el crecimiento de celulas anormales. Estos promotores dañan el sistema de defensa particularmente el sistema inmunologico. Los promotores tambien pueden alterar ciertos tejidos del cuerpo y hacen que el cuerpo sea mas favorable al crecimiento de tumores.

Existen varios factores que pueden contribuir desde los contaminantes que respiramos diariamente hasta el humo del cigarro. Los quimicos industriales como los asbestos. Substancias que se pueden encontrar en los alimentos como hongos encontrados en cacahuates, maiz, naranjas, leche y otros alimentos.

Los siguientes son los factores mas comunes asociados con la iniciacion y la promocion del cancer:

Rayos Solares

Los rayos solares especialemente los ultravioleta es el carcinoma mas comun causando mas de un millon de casos de cancer en la piel cada año en Estados Unidos. Los rayos ultravioleta estan presentes en la luz solar debido a que la capa de ozono en la atmosfera se ha expandido y esto debilita la proteccion natural que debe de haber en contra de los rayos solares.

Exposicion a Electronicos

De acuerdo a la agencia de proteccion del medio ambiente existe una relacion entre la exposicion a campos electromagneticos y al cancer. Estamos rodeados de fuerzas electromagneticas desde televisiones, computadoras, telefonos celulares, hornos de microondas, cobijas electricas, luces, etc. Todos estos electronicos despiden lo que se conocen como radicales libres, estos son moleculas inestables que producen efectos dañinos al cuerpo y dañan las celulas causando oxidacion. Aunque parece que resulta imposible, necesitamos limitar el uso de electronicos o usar una proteccion. Existen aparatos que neutralizan esta energia negativa. Existen algunos que puedes ponerlos en tu casa o en tu oficina y neutralizan toda la energia que esta a tu alrededor. Existen otros que los pueden cargar en tu bolsa.

Residuos de Pesticidas y Herbicidas

Existen evidencias claras que relacionan la exposicion por mucho tiempo a pesticidas y a herbicidas con el cancer. Muchos pesticidas y herbicidas que pueden causar cancer estan en el medio ambiente y los estamos respirando especialmente si vive en una area agricola, tambien los podemos encontrar en los alimentos y tienden a acumularse en el tejido grasoso. Estos quimicos permanecen el aire por mucho tiempo. La cosecha que ha sido cultivada en suelos contaminados con estos quimicos, residuos de estos van a pasar a los cultivos y a los animales que se coman estos cultivos y se van a acumular en el tejido grasoso de los animales. Si una persona escoje alimentos que contengan concentraciones altas de estos quimicos se van a acumular en el tejido de su propio cuerpo. Estos agentes causantes de cancer pueden ser encontrados en alta concentracion en los tejidos grasosos del cuerpo como el cerebro, los organos sexuales y los senos.

Algunos de estos pesticidas han sido prohibidos aqui en Estados Unidos, pero no en otros paises donde todabia son usados en las frutas y en los vegetales y luego estos son importados a Estados Unidos. Los pesticidas que usamos dentro de la casa para controlar los insectos y los que se usan en el jardin tambien representan otro peligro, son otra fuente de toxicidad que puede controbuir al cancer.

Toxinas Industriales

Un gran numero de quimicos Altamente toxicos incluyendo materiales y metales pesados son desechados mediante el proceso industrial, estas toxinas estan en los aires y son respiradas por el ser humano y se pueden acumular en el tejido de la persona, lo cual puede tener efectos muy negativos en la vida de la persona incluyendo cancer. "La agencia de proteccion del medio ambiente ha detectado mas de 400 quimicos toxicos en tejidos humanos".

Drogas que suprimen el sistema inmunologico

El uso indiscriminado de la medicina convencional como antibioticos, analgesicos y aun las vacunas pueden tener un efecto muy serio suprimiendo el sistema inmunologico. Drogas como iboprufen, acetaminofen, aspirina y cortisona disminuyen la produccion de anticuerpos y suprimen la inmunidad. Los antibiotioticos directamente bajan las defensas del cuerpo y aumentan el crecimiento de levadura en los intestinos. Debemos tener mucho cuidado con los antibioticos, existen mucho antibioticos naturales tan o mas efectivos que la penicilina y no tienen efectos negativos en el cuerpo. Si tiene que tomar un antibiotico, asegurese de repoblar la bacteria amigable. La quimioterapia usada para detener el cremimiento de celulas cancerosas, es demasiado fuerte y dañina para el sistema inmunologico y como destruye completamente las defensas hace que la persona quede mas susceptible a que aparezcan nuevos tipos de canceres.

Hormonas

La terapia de hormona aumenta los niveles de estrogeno ha sido asociado con algunos tipos de cancer. El uso prolongado de las pastillas anticonceptivas y la terapia de hormonas de reemplazo estan asociados con un aumento en el riesgo de contraer cancer del seno y del utero.

Irrigacion en la comida

El intento por controlar los insectos, las bacterias y los hongos para extender la duracion de los alimentos puede ser muy peligroso para los consumidores, los venenos que rocian sobre las plantas de frutas y vegetales, residuos de estos venenos se quedan en las frutas y vegetales y contienen substancias toxicas que pueden causar cancer.

Mercurio

El mercurio es un metal pesado que puede estar en los rellenos dentales. Pequeñas particulas de mercurio se pueden desprender del relleno dental al masticar y se acumula en el cuerpo de la persona. Al igual que otros metales pesados, el mercurio puede causar daño a las arterias y a los nervios y de esta manera contribuir al cancer. La amalgamas con mercurio son un factor mayor para la disfuncion del sistmema inmunologico causando cancer, disfuncion de los riñones y enfermedades cardiovasculares.

Grasas Malas

Al calentar en aceite este se torna peligroso ya que se oxida, se hace rancio rapidamente y el aceite rancios puede contener agentes que causan cancer, si usa aceite en su comida no lo caliente, no fria la comida. Esto es bien peligroso para la celulas, si la membrana celular se oxida, las celulas se empiezan a inflamar y pueden empezar a multiplicarse de manera anormal. Es por esto que la comida de restaurantes es tan peligrosa, especialmente la comida frita. El aceite no lo cambian todos los dias, lo calientan vez tras vez y esta comida como las papas fritas, el pollo frito contienen sustancias cancerigenas.

Deficiencia de Vitaminas y Minerales

Uno de los factores principales que esta contribuyendo en el aumento de casos de cancer cada año son inbalances nutricioneles. La poblacion a cambiado su alimentacion drasticamente de consumir granos enteros, frutas y vegetales a comida refinada.

"De acuerdo a la Academia Nacional de Siencias 60% de los tipos de cancer en las mujeres y 40% de cancer en el hombre se debe a factores que tienen que ver con la nutricion"

Demasiada proteina de fuente animal: Un alto consumo de proteina de animal aumenta el riesgo de cancer del seno, del colon, de los riñones, de la prostata y del pancreas. El exceso de proteina puede producir grandes cantidades de nitrogeno en los intestinos y algunos de estos pueden ser altamente cancerigenos. Dietas altas en proteinas pueden causar una acumulacion de acidos metabolicos en el cuerpo y causa que los huesos pierdan grandes cantidades de calcio y esto puede ser un problema para las mujeres que estan tratando de prevenir osteoporosis. Varios estudios han comprobado que las mujeres que comen mucha carne especialmente carne roja doblan el riesgo de contraer cancer de los senos. Los hombres que comen carne roja todos o casi todos los dias en un periodo de 5 años tienen tres veces mas posibilidades de contraer cancer en la prostata que los que que tienen una dieta mas vegetariana. El cancer del colon se ha relacionado con el consumo de carne roja, carne de puerco y de borrego. El riego de cancer es todavia mas alto cuando preparamos la carne frita o a la parrilla a temperaturas muy altas.

Exceso de grasa: el consumo de grasa, especialmente la grasa de fuente animal es un factor clave que aumenta el riesgo de cancer. Los tipos de cancer que se asocian con el consumo de grasa incluye: cancer de los senos, cancer colorectal, cancer del utero, de la prostata y de los riñones. El aceite parcialmente hidrogenado que se encuentra en la margarina y la comida procesada es considerado altamente cancerigeno. El factor de riesgo no es tanto la cantidad de grasa sino la calidad de la grasa, puedes tener una dieta alta en grasa mientras sea grasa de fuente vegetal como la del aceite de olivo, los aguacates, las almendras y las semillas.

Exceso de carbohidratos simples/azucar

El azucar y los productos de arina blanca se cree que tienen un efecto en el crecimiento del cancer. Las dietas altas en azucar destruyen los nutrientes del cuerpo. Por ejemplo si usted tiene una dieta alta en fibra y en nutrientes, pero al mismo tiempo consume grandes cantidades de azucar, el azucar le va a robar los nutrientes de esta comida buena. El azucar es muy buena para bajar las defensas del cuerpo. El comerse 100 g de azucar en una sentada puede reducir la abilidad del sistema inmunologico de que las celulas blancas tengan la capacidad de destruir las bacterias. Despues de 30 minutos de haber comido azucar, el sistema inmunologico se suprime y puede durar hasta 5 horas con las defensas bajas y si a la hora o dos vulve a comer algo dulce va a vivir con un sistema inmunologico cronicamente suprimido y su cuerpo va a estar vulnerable a culaquier infeccion por virus o bacteria. Nunca valla a algun hospital despues de haber comido gran cantidad de azucar.

Exceso de Hierro en el cuerpo

El exceso de hierro en el cuerpo aumenta el riesgo de contraer cancer. Existen reportes recientes que indican que aun cantidades moderadas de hierro que se acumulen en el cuerpo pueden aumentar el riesgo de desarrollar cancer. La carne roja es una fuente rica de hierro y si comemos grandes cantidades de carne roja, ese hierro que consumimos de mas se va a ir acumulando en el cuerpo. Nunca debe de tomar un suplemento de hierro por su cuenta, si usted piensa que esta deficiente de hierro debe de consultar a su medico para que el le recomiende la dosis necesaria y unicamente por el tiempo necesario. Una persona que tiene cancer no debe de tomar hierro porque el cuerpo naturalmente detiene el hierro de las celulas cancerosas para inibir su crecimiento.

Exceso consumo de alcohol:

El alto consumo de alcohol incluyendo la cerveza eleva el riesgo del cancer. El consumo de alcohol puede acelerar el crecimiento del cancer en un paciente con cancer. El alcohol suprime el sistema inmunologico y el cuerpo no va a poder naturalmente destruir las celulas anormales y entonces el cancer va a crecer mas rapidamente.

Exceso consumo de cafeina:

La cafeina se encuentra en el café, en el te, las sodas y el chocolate. Se cree que la cafeina es un factor importante en el desarrollo de cancer en el tracto urinario. La cafeina puede causar daño a la genetica del cuerpo y puede cambiar los mecanismos de reparacion del DNA y esto puede aumentar potencialmente el riego de cancer.

Intestinos Intoxicados y una mala digestion

Los intestinos toxicos es otro factor muy importante en el desarrollo del cancer. Cuando los intestinos se llenan de materia fecal y toxinas por lo que comemos y lo que no eliminamos, toda esta materia fecal se va quedando en las paredes de los intestinos y esto crea que todo el cuerpo venga a ser intoxicado. El proceso de digestion desde el momento que entran los alimentos a la boca hasta el momento de ser eliminados como escremento debe de durar entre 16-24 horas. Mucha gente tiene mucho problema con esto, la digestion esta muy lenta en algunos de ellos, tienen lo que llamamos intestinos perezosos y la digestion puede tomar entre 60 a 72 horas. Entre mas lenta sea la digestion habra mas tiempo para que el excremento se putrefacta y microorganismos dañinos crezcan y envenenen los tejidos Al congestionarse los intestinos, el cuerpo pierde la abilidad de absorber los nutrientes necesarios para tener una buena salud y para poder luchar contra el cancer y otras enfermedades. En un colon intoxicado van a crecer parasitos y hongos. Esto de los parasitos es un problema muy serio y la mayoria de la gente le da poca importance. El daño que pueden causar los parasitos puede ser muy extenso: Pueden destruir las celulas mas rapido de lo que estas pueden regenerarse; ellos pueden soltar toxinas que dañan los tejidos, tambien pueden suprimir el sistema inmunologico haciendo a la persona mas vulnerable a contraer cualquier tipo de infecciones y tambien la hace mas propensa a tener cancer. Aunque la medicina convencional no lo acepatan o no lo crean; los parasitos son responsables de muchos tipos de canceres, simplemente al debilitar el sistema inmunologico, el cuerpo no va a tener las defensas para destruir las celulas anormales que se vallan desarrollando.

Previniendo el Cancer

La prevencion es la herramienta mas importante que podemos hacer hoy para pelear en contra del cancer. Hay muchas cosas que podemos hacer para tratar de prevenir el cancer.

La primera y la mas importante es mantener un sistema inmunologico en buena salud, lo importante es el terreno. Si nuestras defensas estan fuertes, podremos estar alrededor de virus o bacterias y no enfermarnos, el mismo cuerpo va a ser capaz de destruirlas. Lo mismo va a pasar con las celulas anormales, el cuerpo las va a poder destruir. Podemos fortalecer a apoyar nuestro cuerpo en diferentes maneras:

Dieta y Nutricion

Debemos de tener una dieta donde estemos seguros que estamos inguiriendo los nutrientes optimos que este sistema necesita para estar fuerte. Debemos de tener una dieta rica en vitamina A, C, y E

Estas vitaminas alimentan y aumentan las defensas del sistema inmunologico y nos pretegen de diferentes tipos de canceres. Las dietas altas en beta carotenos son particularmente importantes para la mujer para prevenir el cancer cervical. La vitamina C nos ayuda a mantener el sistema inmunologico saludable asi como tambien nos protége de varios tipos de canceres. Existen evidencias solidas de que la vitamina C es escencial para un optimo funcionamiento del sistema inmunologico. La vitamina E es un poderoso antioxidante que reduce el daño que nos causan los contaminantes ambientales.

Alimentos que contienen vitamina A:

Higado de vaca, zanahorias, repollo, calabaza, camotes, melones, mangos, tomates brocoli, papayas, chabacanos, papayas, espinacas, vejetales de hojas verdes y mandarinas.

Alimentos que contienen vitamina C:

Repollo, brocoli, coliflor, fresas, limones, kiwi, chicharos, melones, naranjas, toronjas, limas y tomates.

Alimentos que contienen vitamina E:

Semillas de girasol, cacahuates, chicharos, frijoles, germen de trigo, atun, sardinas, salmon, camotes, huevos, aceite de olivo y aceite de maiz.

Debemos de evitar ciertas cosas y ciertos alimentos que nos pueden robar estas vitaminas tan escenciales para nuestro cuerpo:

Destruidores de la vitamina A son:
El calor, la luz, el alcohol, la cafeina y el fumar

Destruidores de la vitamina C son:
Fumar, el alcohol, la contaminacion ambiental, el estress y el calor, freir la comida destruye la citamina C

Destruidores de la vitamina E son:
Las pastillas anticonceptivas, el calor, contaminantes ambientales, el exceso consumo de aceite y grasa refinadas.

Como puede ver son varias cosas que nos pueden estar robando nutrientes, el calor es uno de ellos, la mayoria de nosotros cocinamos los vegetales o a veces los freimos a temperaturas altas. Debemos de tratar de comer la mayoria de los vegetales crudos o medio crudos (al vapor) para no perder los nutrientes, aunque existen otros factores como el medio ambiente y el estres que no podemos hacer mucho al respecto. En mi opinion debemos de tomar un buen suplemento de antioxidantes y asegurarnos de que incluyan estas tres vitaminas, ya que estas tres trabajan en conjunto.

Deberiamos de hacer una campaña a favor de los antioxidantes, especialmente los padres de familia debemos saber lo necesario que es que nuestros hijos los tomen. Con la dieta que tienen en las escuelas de comida procesada, no creo que esten obteniendo estas vitaminas, nomas los estan llenando, es por eso que en el hogar debemos darles su suplemento, al darselos vamos a estar protegiendo sus celulas en contra de los radicales libres, que es lo mismo que estarlos protegiendo contra en cancer.

Debemos de poner nuestro enfoque en la nutricion, ya que el 60% de todos los canceres estan relacionados con lo que comemos. Debemos de tener una dieta que consista en alimentos que han sido cultivados en forma organica. Frutas frescas, vegetales y granos enteros, con muy poca o nada de carne especialmente carne en la parrilla o carnes curadas como jamon, salchichas, salami, tocino, etc. Las carnes curadas son muy malas, para conservarlas les agregan quimicos peligrosos como son los nitritos y nitratos, estos qumicos contienen agentes que pueden causar cancer. Estos se quedan acumulados en el cuerpo por cierto tiempo. Los niños comen mucho de esto. Esta en la pizza, en los hot dogs y en los sandwiches. Los menus de las escuelas contienen muchos de estos quimicos, por lo menos una vez por semana les sirven pizza y una o dos veces hot dogs o corn dogs. A veces nos preguntamos porque los niños pueden desarrollar cancer. Mire lo que estan comiendo. Generaciones atraz no se veian tantos casos de cancer, menos en los niños o adolescentes. Es escencial evitar la comida procesada, no se si ya lo mencione antes pero la comida procesada es la que ya viene preparada, la compramos congelada, la metemos en el microondas y listo! Esta clase de comida contiene grasas parcialmente hidrogenados y muchos aditivos y conservadores los cuales son altamente carcinogenos.

Comer alimentos organicos es sumamente importante, los estudios nos enseñan que la comida organica esta libre de agentes que causan cancer como los pesticidas, insecticidas y fertilizantes. Tambien la comida organica es rica en nutrientes escenciales y elementos necesarios para la prevencion del cancer.

Aparte de estas tres vitaminas tan escenciales, tenemos algunas otras que pueden ayudarnos, todas las vitaminas y minerales son importantes y nuestra dieta debemos de incluirlas todas, pero como nuestra dieta esta deficiente debemos de asegurarnos de tomar un buen suplemento que las contenga las dosis recomendadas de cada una y tomar uno extra de la vitamina C y E.

Otros nutrientes que nos pueden ayudar en la prevencion del cancer son:

Selenio, es un mineral escencial que se encuentra en frutas y vegetales. El selenio ayuda al cuaerpo a producir una enzima escencial para ayudar al cuerpo a desintoxicarse. Las dietas bajas en selenio aumentan el riesgo de tener cancer colorectal.

Calcio, este mineral nos potege del cancer del colon y es vital para el buen funcionamiento de los huesos y para evitar coagulos. Lo podemos encontrar en vegetales de hoja verde, en los productos lacteos, en las nueces y semillas, en el salmon y en la sardina.

Zinc, este mineral protege al hombre en contra del cancer de la prostata y es necesario para el buen funcionamiento del sistema inmunologico. Se encuentra en los granos enteros, en la mayoria de los mariscos, semillas de girasol y de calabaza, en el frijol soya y la cebolla.

Coenzyma Q10, ayuda a producir energia celular y actua como antioxidante, desagrega los radicales libres y protege a las celulas cardiacas promoviendo la regeneracion de la vitamina E. Los pacientes con cancer Deben tomar altas dosis the esta coenzima. La podemos encontrar en el pescado especialmente en las sardinas, en el frijol de soya, en los pistachos, ciertas almendras y en las espinacas.

Fibra, los granos enteros, el psyllium y otras comidas ricas en fibra son escenciales para una dieta que esta tratando de prevenir el cancer. La fibra facilita la rapida expulsion de las toxinas del tracto digestivo, entre mas tiempo duren las toxinas en el cuerpo mas posibilidades vamos a tener de desarrollar cancer, asi que hay que tratar de eliminarlas los mas pronto posible. Debemos de consumir por los menos de 20 a 30 gramos de fibra por dia. Esto equivale a 6 o mas porciones de granos enteros al dia y cinco o mas porciones de vegetales y de frutas al dia. Como no comemos tanto asi de estos grupos, la mayoria de nosotros estamos deficiente de fibra, mi recomendacion es que tomemos un suplemento de fibra soluble diariamente.

Bacteria Amigable, acidophilus es uno de los tipos de bacteria amigable mas comun que naturalmente viven en los intestinos saludables. Entre muchas otras funciones que tiene la flora intestinal, ejerce una actividad directa encontra de los tumores. Ayuda a prevenir el cancer por medio de la desintoxicacion, entre mas bacteria intestinal tengamos, menos posibilidades de cancer vamos a tener, ya que aumenta las defensas del cuerpo, se le conoce como los soldados buenos ya que destruye a los invasores como parasitos, bacterias, hongos y toxinas. Tambien ayuda a producir las vitaminas del complejo B, las cuales son importantes para el sistema inmunologico. La bacteria amiga potencialmente destruye la bacteria y hongos causados por levaduras. Es tambien muy importante para el colon porque suprime las enfermedades que son causadas por microbios. Los lactobacillus, acidophilus y bifidophilus son los que se encuentran en el yogurt, en la leche agria, pero tendriamos que comer cantidades muy grandes de yogurt para poder tener lo necesario por el cuerpo, ademas el yogurt debe de ser de buena calidad, no debe de tener sabor ni color artificial, ni azucar, asi que es mejor tomar un suplemento de vez en cuando.

Ajo, el ajo contiene una sustancia llamada aliciana, esta tiene propiedades anticancer.

Los componentes del ajo pueden minimizar el riego de tumores en el estomago, en el colon, en los pulmones y en el esofago. Algunos estudios han reportado que las personas que consumen grandes cantidades de ajo en su comida tienen menos casos de cancer en el estomago. Asi que agregue bastante ajo a toda su comida, claro que obtendremos mas beneficios si lo consumieramos crudo, aunque es dificil por su sabor tan fuerte.

Tomates, los tomates contienen licopene, que es la sustancia que le da el color rojo al tomate. De acuerdo a algunos estudios recientes el licopene es un excelente antioxidante, capaz de proteger al cuerpo encontra de enfermedades degenerativas como el cancer, incluyendo el cancer cervical, el cancer en la prostata y el cancer gastrointestinal. "La dieta Mediterranea" usan grandes cantidades de tomates, a todo le ponen tomates y ellos tienen menos incidencia de cancer que los que consumen la dieta Americana.

Te Verde, Los antioxidantes que contiene el te verde ayudan a neutralizar los radicales libres que pueden dañar el DNA. El te verde ayuda a detener el crecimiento de tumores e inhibe la division de las celulas. Acostumbre tomar 2 a 3 tazas de te por dia.

La raiz de Turmeric, Estudios eseseñan que el curcumin que es el ingrediente activo del turmeric inhibe la proliferacion de celulas anormales en diferentes maneras.

Mandarinas, Existen evidencias que los bioflavonoides encontrados en la cascara de la mandarina puede fortalecer las celulas de manera que detiene el crecimiento y previene que se forme lo que se conoce como metastasis. Las mandarinas se pueden usar como prevencion, se recomienda una mandarina diaria asegurese de comerse la parte blanca que esta en la cascara. Si la mandarina es organica, guarde la cascara sequela y triturela y luego puede agregarla a la comida, de esta manera va a utilizar la fruta completa.

Extractos del frijol de soya, El frijol de soya tiene varios efectos protectores en contra del cancer del seno, de la prostata y del tracto urinario. No solamente ayuda a prevenirlo sino que detiene la proliferacion de celulas cancerigenas.

Reduzca o controle el estres

Aunque parezca dificil de creer, el cancer puede ser el resultado de estar bajo estres por periodos largos o de tener algun tipo de problema emocional. El estres prolongado suprime las defensas del sistema inmunologico. Entonces cuando tratamos con una persona que tiene cancer, es importante tratar el area emocional tambien. Simplemente sacar las emociones, tener alguien con quien hablar puede ser muy beneficioso para cualquiera, para los pacientes que tienen cancer esto puede ser como una terapia.

Hay muchas evidencias de que las personas que tienen poco contacto social son mas vulnerables a enfermarse o a recuperarse cuando se enferman.

Controlar el estres puede ser muy dificil para ciertas personas, la vida en si es estres y todos estamos bajo algun tipo de estres todos los dias, necesitamos aprender a controlarlo, a tener dominio sobre el y no dejar que controle nuestra vida, a ciertas personas se les hace muy dificil y es porque su sistema nervioso esta deficiente, si le da lo que este necesita, va a poder lidear con los problemas de la vida diaria sin deprimirse o estresarse demasiado. Si siente que siempre esta bajo estres y esto esta estorbando sus funciones diarias, le recomiendo que tome las vitaminas del complejo B. Tambien puede realizar ciertos ejercicios de relejacion como respirar profundamente, apartarse a solas por unos cuantos minutos y orar, la comunicacion con Dios nos mantiene bien. No importa que tan fuertes estes los problemas, en Dios encontramos la paz y la fortaleza que necesitamos para poder sobrellevarlos. Haga alguna actividad fisica, el ejersicio nos ayuda mucho a liberar el estres.

Evite las toxinas en su medio ambiente

Vivimos en un mundo toxico, todo o casi todo contiene quimicos desde el aire que respiramos hasta los productos que usamos en el hogar para la limpieza. Es importante darnos cuenta que diariamente podemos estar expuestos a agentes que pueden causar cancer y estos se pueden encontrar en la comida, en los cosmeticos, en los productos de limpieza que usamos dentro de la casa y en el jardin, en los medicamentos y en los rellenos dentales. Estos articulos como el Clorox, los quimicos que usan para lavar el interior de los carros y aun los jabones comunes que usamos para bañarnos o para lavarnos las manos contienen carcinogenos muy peligrosos. Quiza un producto solo no es tan dañino a cuando los mezclamos o cuando estamos expuestos a varios de ellos durante el dia. Esto se va acumulando en el cuerpo y poco a poco el sistema inmunologico se va suprimiendo y pueden ir causando daño a las celulas hasta que de repente el cancer aparece, o la persona se da ceunta que lo tiene.

El aire que respira en su hogar puede estar muy intoxicado, puede ser mas toxico que el aire de afuera y esto es debido a los productos de limpieza que usted usa, los productos regulares que compramos en la tienda contienen quimicos muy peligrosos como:

Fosfato, este compuesto esta en todos los jabones y detergentes regulares y es uno de los peores contaminantes de los mares y oceanos, se le agrega al detergente para que este sea mas efectivo. El fosfato pasa al agua y se estanca en los lagos, dañando el ecosistema

Phenol, es usado como desinfectante es inflamable y toxico, dañino para el sistema respiratorio y el tejido cardiaco.

Dioxane, ablanda agentes limpiadores mas fuertes. Este es un carcinogeno peligroso y se cree que es toxico para los riñones y el tracto respiratorio.

Amonia, es un limpiador general de multiples uses. Puede dañar los ojos, el tracto respiratorio y el tejido.

Clorox, se usa como blanqueador y antibacteriano. Es un corrosivo fuerte que puede quemar o irritar la piel, los ojos y el tracto respiratorio, produce vapores toxicos, especialmente si se expone al calor.

Xenoestrogenos, subproductos de algunos petroquimicos usados en limpiadores. Son compuestos que imitan los estrogenos en el cuerpo; desequilibrando el balance glandular.

Sodio Sulfunate, es una sustancia que puede adherirse fuerte al agua y a una sustancia grasosa o no soluble. Muchos productos de limpieza usan sustancias derivadas del petroleo. Se degrada despacio y daña el medioambiente, ademas emite toxicos carcinogenos durante su manufactura

Estos son algunos de ellos, existen muchos mas quimicos en los productos de limpieza que no estan en la etiqueta. Los fabricantes de estos productos no estan obligados a poner todos los ingredientes que contienen sus productos. Esto es algo muy serio, deberiamos de cambiar los productos de limpieza por algo mas natural, algo que no va a dañar el medio ambiente ni a nosotros. Existen ya en el mercado muchos productos de limpieza formulados con derivados botanicos biodegradable. Son naturales y seguros, no contienen agentes que puedan causar reacciones alergicas, irritacion en la piel o vapores dañinos.

Busquelos, lea las etiquetas y asegurese que no contienen fosfatos, phenol, amonia y clorox, estos son de los mas peligrosos. Usted puede hacer su propio limpiador y va a ser tan efectivo como los que cuestan mas dinero y nos hacen mal. Mezcle los siguientes ingredientes y tendra su propio

Limpiador multiusos:
Agua
Vinagre blanco destilado
Bicarbonato (baking soda)
Aceite escencial de limon (5gotas)
Borax

Tratando el Cancer

La medicina convencional solamente usa la quimioterapia y la radiacion para tratar el cancer. La quimioterapia y la radiacion consiste en la administration de medicamentos altamente toxicos, que matan las celulas con cancer. Este medicamento tiene varios efectos negativos en el cuerpo como: nausea, perdida del cabello, fatiga, debilidad, vomito, dolores de cabeza, perdida del apetito, esterilidad y daño al corazon y a los riñones. Sin embargo la medicina alternativas cuenta con varios suplementos y varias terapias que se pueden usar para tratar el cancer y al contrario de la medicina convencional, no tiene ningun efecto negativo para el cuerpo. Muchos de los pacientes con cancer que son tratados solamente con quimioterapia y radiacion, la mayoria de ellos mueren por los efectos o complicaciones como consecuencia de los tratamientos y no precisamente por el cancer. El sistema inmunologico es severamente suprimido con el uso de radiacion y quimioterapia y el paciente con cancer facilmente puede contraer una infeccion ya sea por bacteria, por virus o por hongos.

Para tratar el cancer, debemos enfocarnos primero en la dieta, como lo dije anteriormente, el cuerpo puede sanarse a si mismo si le damos lo que necesita. El tratamiento de la medicina convencional debilita al cuerpo, la medicina alternativa lo fortalece para que este pelee y destruya a los invasores.

Ya mencione algunos alimentos que son importantes para la prevencion del cancer. Si usted tiene cancer, coma todos los alimentos que ayudan en la prevencion y evite los que no ayudan al cuerpo como la proteina de fuente animal y las carnes curadas.

Coma mucha cebolla y ajo en cada comida, coma suficientes vegetales cruciferos como brocoli, coliflor, bruselas, repollo. Tambien consuma vegetales amarillos y anaranjados como zanahorias, calabazas y camotes.

Coma un puño de almendras diariamente, estas tienen propiedades anti-cancer.

No tome agua de la llave, solamente tome agua filtrada.

Tome jugo fresco de zanahorias, betabel, repollo, uvas, esparragos, cerezas negras y manzanas. Tomese un jugo diario incluyendo estas frutas y vegetales, puede combinarlos como usted quiera.

Coma granos enteros como arina integral, arroz moreno, etc.

Tome un suplemento de la Coenzyma Q10-90 mg al dia, esta coenzima es muy buena e importante porque ayuda a contrarestar los daños ocacionados por la quimioterapia y la radiacion y tambien ayuda a mejorar la oxigenacion a las celulas.

Tome un suplemento de Selenio-200mcg diariamente para ayudarle en la digestion de las proteina y a combatir los radicales libres.

Vitamina E—hasta 1,000 IU al dia ya que es un poderoso antioxidante y pelea en contra del cancer.

Vitaminas del complejo B-100 mg al dia para un crecimiento y division normal de las celulas.

Vitamina C—5-10 gramos al dia, es un poderoso antioxidante.

El Cartilago de Tiburon tiene propiedades anti-tumor, es decir hace que los tumores o quistes se vallan reduciendo en tamaño, se recomienda 1 gramo por cada 2 libras de peso al dia dividida en tres dosis iguales, tambien ayuda a estimular el sistema inmunologico.

La Uña de Gato tambien ayuda a pelear en contra del cancer y ayuda a la funcion del sistema inmunologico.

Essiac Te este es un compuesto de varias hierbas que se ha usado por muchos años para tratar el cancer y sus complicaciones. Estas hiebas activan las defensas naturales del cuerpo, para que el cuerpo por si solo pelee en contra del cancer, tambien ayuda a aliviar el dolor. Personas con cancer que toman este te pueden tener una mejor calidad de vida y si el cancer no esta muy avanzado hasta pueden sanar. He tenido varios pacientes con cancer que han sanado solamente tomando el Essiac te, la Uña de Gato y el Cartilago de Tiburon.

Tengo que dar este testimonio:

Hace como 2 años tuve una paciente, una niña de 10 años que tuvo cancer. Un tumor maligno en un riñon, le tuvieron que remover el riñon. Paso por tratamiento de quimioterapia. Despues de algunos meses, empezo a crecer otro tumor en el riñon que le quedaba, fue cuando yo la conoci, el tumor estaba muy pequeño, pero iva a crecer.

Entonces empezamos a darle tratamiento, los tres productos que antes mencione mas antioxidantes. Los tome por tres meses, despues de los 3 meses regreso al medico y para sorpresa de sus padres el tumor habia desaparecido y ya no necesito otro tratamiento de quimioterapia. Como este tengo algunos otros testimonios que gracias a Dios las personas han sanado con la ayuda de la medicina alternativa.

Si usted tiene cancer, dejeme decirle que hay esperanza, primero ponga su confianza en Dios, no pierda la fe, la Palabra de Dios dice que todo es posible al que puede creer. Y la palabra todo abarca todo, incluyendo el cancer.

Si esta en tratamiento del medico puede continuarlo, pero agregue los suplementos naturales para que fortalezca su cuerpo y contrareste los daños ocacionados por la quimioterapia y la radiacion. Tenga una actitud positiva, es muy importante las ganas que usted tenga de vivir y de luchar. Declare sanidad y vida todos los dias.

Artritis

Artritis es un termino general que se le da a diferentes enfermedades relacionadas con inflamacion de las coyonturas, los tendones que lo redean, los ligamentos y el cartilago. Existen mas de 100 diferentes tipos de artritis que se han identificado. Puede afectar cada parte del cuerpo: desde los pies, las rodillas, la espalda, los hombros y los dedos.

Los efectos de la artritis pueden ser desde dolor leve, inflamacion de las coyonturas hasta un dolor muy fuerte capaz de desabilitar a la persona. La artritis puede afectar a personas de cualquier edad incluyendo a niños. Las estadisticas del Instituto Nacional de Salud reporta que el 15% de la poblacion en Estados Unidos tiene artritis o algun desorden relacionado con esta y 200,000 niños tienen alguna forma de esta enfermedad.

La medicina convencional trata el artritis con analgesicos, drogas fuertes que ayudan al paciente a aliviar el dolor, les ayudan con el dolor por algunas horas pero no buscan la causa del problema, la persona con artritis que depende unicamente de la medicina convencional va a tener que estar toda su vida tomando analgesicos.

De acuerdo a la medicina alternativa, la artritis puede ser el resultado de varias cosas y muchas de ellas no son facilmente detectadas. Puede ser causada por un gran numero de factores incluyendo desbalances fisicos, mentales y tambien por factores del medio ambiente: Puede ser causada por inestabilidad en las coyonturas, accidentes, puede estar relacionada con los cambios de la edad, toxinas, microbios, factores hormonales y por predisposicion genetica. Se ha encontrado que los trabajos dentales puede causar artritis, los metales que se utilizaban en los rellenos como el mercurio pueden contribuir a la artritis.

El estres tambien puede causar de alguna manera artritis. El estres crea en el cuerpo un desbalance hormonal. Cuando el estres interfiere con la produccion de progesterona y con la hormona de la tiroides, las dificultades durante la menopausia aumentan. En este tiempo muchas mujeres pueden o estan desarrollando artritis. El estres prolongado nos puede llevar a una deficiencia de cortisona y este puede ser un factor en algunas formas de artritis.

Previniendo el Artritis

Como en cualquier otra enfermedad es mejor la prevencion que el tratamiento. El primer factor para prevenir el artitis es la dieta y la nutricion luego le sigue la desintoxicacion y la reduccion del estres.

Por años la medicina convencinal rechazo la idea de que la dieta, la nutrition y las alergias a alimentos tienen que ver con el artritis. Hoy en dia se han dado cuenta de que una dieta y una nutricion apropiada son elementos claves en la prevencion de toda clase de enfermedades incluyendo artritis.

La dieta tiene un impacto tremendo en la persona con artritis, si usted esta comiendo la tipica dieta Americana esta ayudando a que el artitis empeore.

Las comidas que mas afectan o contribuyen a que el atritis se ponga peor son: las grasas saturadas, la arina blanca, el azucar, la carne roja, la leche y los productos lacteos, la levadura y los aditivos en los alimentos. Esta alimentacion aumenta la inflamacion, puede producir alergias a alimentos y tambien interfiere con la produccion de hormonas. La comida grasosa, la manteca, el azucar y los productos lacteos deberian de ser eliminados de la dieta.

Tambien debe de eliminar las bebidas con cafeina, el alcohol y el tabacco.

Las grasas es algo muy importante que se debe de considerar en los pacientes con artritis. Las grasas malas o equivocadas aumentan la inflamacion. Las grasas hidrogenadas y las grasas trans directamente contribuyen a la inflamacion y a la destruccion del tejido en las coyonturas. Evite todas las comidas que contengan este tipo de grasas como lo es la margarina, la manteca vegetal, las galletas y las papitas fritas, pasteles, pan dulce y toda la comida procesada. Por el contrario, las grasas buenas nos van a ayudar a prevenir la inflamacion. Las comidas enteras o verdaderas generalmente son altas en grasas buenas incluyendo los aceites escenciales. Ya hemos hablado de los aceites escenciales tan importantes y tan necesarios. La persona que consume la dieta Americana tiene mas necesidad de los aceites escenciales que la que tiene una dieta mas natural, ya que la dieta Americana no contiene las grasas buenas sino las malas.

Vitaminas y Minerales para prevenir y tratar el Artritis

Muchos estudios han demostrado que un balance apropiado de vitaminas y minerales es escencial en el tratamiento y la prevencion del artritis por ejemplo la vitamina C en grandes cantidades tiene propiedades antioxidantes y anti-inflamatorias, la vitamina C ayuda a mantener y a reparar el tejido conectivo. Es escencial para la produccion de colageno. Las vitaminas A, B1, B6, E se ha provado que estas vitaminas ayudan a prevenir el artritis. La vitamina D tambien es importante porque controla la absorcion del calcio y de fosforo usados en la formacion de los huesos.

Otros suplementos dieteticos que tienen efectos anti-inflamatorios y antioxidantes importantes en la prevencion de la artritis son: zinc, coper, selenio, manganese, acido pantotenico, polen de abeja y el aceite de primorosa, todos estos son muy beneficiosos para aliviar los sintomas del artritis especialmente la artritis reumatoides.

Las personas que sufren de artritis comunmente tienen un nivel alto de acidez (un pH que en la orina es mas bajo que 6.3) esta acidez tiene el potencial de aumentar la inflamacion. La acidez puede bajarse reduciendo su consumo de alimentos acidos e incrementando el consumo de alimentos alkalinos. Los alimentos que mas acidez causan en la mayoria de la gente son: azucar, alcohol, vinagre, café, carne y productos lacteos. Los alimentos que aumentan la alkalinidad en el cuerpo son:

todos los vegetales menos los tomates. Las frutas como las peras, la papaya, las manzanas, los higos, las cerezas dulces, las fresas, los platanos y la ciruela pasa ayudan a bajar la acidez. Tambien los granos, las semillas y las nueces.

La dieta para los pacientes que padecen de gota debe de consistir en tratar de reducir la produccion de acido urico. Deben de eliminar completamente el consumo de alcohol, el cual aumenta la produccion de acido urico. Tambien deben de eliminar algunas clases de pescados, los organos de animales y la levadura. Tambien disminuya el consumo de grasas saturadas y carbohidratos simples.

Tome suficientes liquidos para que ayuden a mantener la orina diluida y asi promueve la excresion de acido urico. El jugo de cereza negra o cerezas frescas todos los dias ayudan a eliminar el acido urico. Los bioflavonoides que se encuentran en las cerezas negras han sido usados para reducir los niveles de acido urico y para disminuir la destruccion de tejido asociado con la gota.

Hierbas usadas para tratar la inflamacion

Existen varias vitaminas hierbas en la naturaleza que pueden ayudar a tratar los sintomas del artritis como:

* Yucca, se a comprobado que que la yuca ayuda a estimular el sistema inmunologico. Ayuda a reducir la duracion de las infecciones y a bajar la inflamacion. El extracto de la Yuca es seguro y se puede tomar por largos periodos de tiempo.

*Devil's Claw (garras del Diablo), es otro producto muy bueno en contra de la inflamacion, esta hierba tiene un efecto analgesico para los pacientes con artritis.

Ayuda a reducir el dolor en las articulaciones y a reducir el colesterol en la sangre.

*La Boswellia se ha usado por muchos años pos los medicos de la India para tratar las condiciones de artritis. Sus componentes quimicos, boswellic acid tiene poderosas propiedades anti-inflamatorias y analgesicas. Algunos estudios han encontrado que el acido en la boswellia inibe los agentes que causan la inflamacion y mejora la circulacion de la sangre hacia las coyonturas.

*El Te Verde contiene bioflavonoid los cuales tienen propiedades anti-inflamatorias y antioxidantes y es de gran ayuda para tratar la artritis reumatoides neutralizando los radicales libres.

*Vitamina C, ayuda a reparar y a mantener el tejido conectivo saludable. Las vitaminas A, B1, B6, B3 y la E se ha comprobado que son efectivas para tratar y prevenir el artritis.

*Calcium, es escencial para la salud de los huesos, las coyonturas, los musculos y ligamentos, el Magnesio tambien es necesario para que los huesos puedan absorber el calcio de manera apropiada.

*MSM es un componente de sulfuro organico, el MSM es producida en forma natural por el cuerpo, pero con la edad los niveles de MSM van disminuyendo. Al suplementar el cuerpo con MSM puede reducir la inflamacion considerablemente y eliminar el dolor, tambien puede ayudar a normalizar el sistema inmunologico y reduce la respuesta autoimmune. El MSM se puede tomar por tiempo ilimitado, no tiene ningun efecto negativo para el cuerpo. Si los pacientes con artritis lo acostumbran tomar siempre, no van a necesitar analgesicos para controlar el dolor, ya que al eliminar la inflamacion, el dolor desaparecera. El MSM funciona mientras se esta tomando, cuando se deja de tomar despues de algun tiempo los sintomas de la artritis reaparecen, pero mientras se toma puede ser de mucha ayuda para las personas que sufren artritis.

Desintoxique su cuerpo para mejorar su condicion

Las toxinas en su cuerpo pueden ser las cuasantes de la artritis. La intoxicacion en el colon puede llegar al torrente sanguineo y estar circulando por todo el cuerpo. Estas toxinas pueden alojarse en las articulaciones y pueden causar dolor. He tenido varios pacientes con fuertes dolores en las articulaciones y pensaban que tenian artritis. Al hacerse una limpieza intestinal notaron que los dolores fueron reduciendose gradualmente hasta que desaparecieron. Tuve una paciente que con un mes de desintoxicacion tuvo para sanar de sus dolores, no necesito nada mas.

La desintoxicacion puede ayudar a los pacientes con artritis a sacar la acumulacion de toxinas en el cuerpo, eliminando bacterias, parasitos, levadura y contaminantes ambientales. Sacar toxinas del cuerpo puede ser una terapia muy buena para los pacientes con artritis.

Es muy importante que mantengamos el cuerpo limpio, libre de toxinas haciendonos una limpieza intestinal cada 6 meses. Esta es una manera muy buena de prevenir el artritis, asi como tambien otras enfermedades.

Controle alergias a alimentos

Algunos años atraz no se aceptaba la idea de que la alergia a alimentos podria ser la causante de la artritis. Ahora la mayoria de los reumatologos y de los especialistas en alergias han aceptado que la artritis puede ser inducida por alergias a algunos alimentos, especialmente en la artritis reumatoides. Esto tiene que ver con los intestinos permeable estos permiten que particulas de comida que no ha sido digerida completamente pasen atravez de las paredes del tracto intestinal hacia el torrente sanguineo. Esto puede causar una reaccion inflamatoria y como el cuerpo es alergico a estos depositos de estas particulas de comida, el sistema inmunologico empieza a atacar los tejidos, especialmente alrededor de las coyonturas.

Las comidas que mas cusan una reaccion alergica y empeoran los sintomas del artritis son: la leche, la levadura, el trigo, tomates, chiles y papas, maiz y huevos.

Todos los pacientes con artritis deberian de hacerse examinar por alergias a alimentos y una vez que sepan a que son alergicos, deberian de eliminar esos alimentos completamente de su dieta de 60 a 90 dias, despues de este periodo puede poco a poco volverlos a introducir a su dieta. Generalmente el volver a comer estos alimentos no causaran alergia porque la alergia a alimentos se curan absteniendose de estos alimentos por algun priodo de tiempo.

El ayuno es otro metodo que se puede usar para tratar las alergias a alimentos y tambien los sintomas del artritis. Un ayuno con pura agua o con jugos de frutas por varios dias va a ayudar a disminuir la cantidad de sustancia que se han acumulado en los tejidos o las que estan circulando en la sangre.

Existen otras substancia que pueden causar alergias y pueden o no causar artritis pero si juegan un rol importante de las personas con artritis ya que agravan los sintomas.

Substancias quimicas como pinturas, perfumes, insecticidas, humo del tabaco, el polen, entre otras cosas, todas estas substancias pueden causar una reaccion alergica en la coyonturas de los pacientes con artritis.

A muchos pacientes con artritis les sorprende aprender que la artritis reumatoides y la inflamacion en la osteoarthritis son causadas de alguna manera a la sensibilidad a contaminantes ambientales y a la sensibilidad a algunas comidas. Hay demasiada evidencia que particulas de comida que no han sido digeridas pueden cruzar la membrana gastrointestinal, entrar a la sangre y circular en todo el cuerpo causando daño al sistema inmunologico y a los tejidos. Muchas personas con artritis densconocen esto o simplemente no lo creen y continuan sufriendo los dolores causados por la nflamacion.

Otros factores que pueden causar artritis

La artritis puede ser causada por otros factores como el estres que puede causar desbalances hormonales. Cuando el estres interfiere con la produccion de progesterona y con las hormonas de la tiroides, se aumentan las dificulades en la menopausia. En este tiempo muchas mujeres pueden desarrollar osteoartritis. Cuando la persona esta bajo mucho estres el cuerpo produce adrenalina y cortisol mas de lo normal, este proceso debilita el sistema inmunologico. Al estar este sistema debilitado empiezan a crecer bacteria y otros organismos dañinos para el cuerpo como Candida albican, la Candida tambien puede causar artritis o dolores musculares, personas que han desintoxicado su cuerpo de levaduras y hongos han sanado del artritis.

Las amalgamas dentales pueden ser otro factor que esta causando su artritis, los sintomas de artritis pueden estar asociados con amalgamas de mercurio, personas que les han quitado los rellenos de mercurio, sus sintomas han desaparecido.

Otro paso importante para tratar y prevenir el artritis es tener un peso normal. El exceso de peso aumenta el estres en las coyonturas afectadas por el artritis. La mayoria de las personas con sobrepeso van a tener alguna clase de artritis. Haga todo lo posible por mantener un peso ideal.

Como puede ver existen muchos factores que contribuyen a desarrollar artritis, si usted esta sufriendo de esta enfermedad, trate de determinar que es lo que la esta causando y vaya a la raiz del problema, en lugar de solo estar tratando los sintomas con la medicina convencional. Hay esperanza, busque ayuda y busque la medicina alternativa que sea adecuada para usted.

Problemas Cardiovasculares

De acuerdo a la Asociacion Americana del Corazon, cada 33 segundos un Americano muere por alguna forma de enfermedades del Corazon. "Esto representa como 954,000 muertes anuales nada mas por enfermedades cardiacas". "Cada 20 segundos un Americano sufre de un infarto y cada 60 segundos alguien muere de un infarto". Mundialmente, Estados Unidos es el numero uno con personas enfermas de algun tipo problema cardiaco.

Las cifras son alarmantes y esto se debe al estilo de vida que llevamos en este pais.

Si combinamos que hacemos muy poco ejercisio fisico, siempre estamos bajo estres y tenemos una dieta alta en comida procesada deficiente de nutrientes escenciales, nos ha convertido en una nacion que es muy vulnerable a padecimientos cardiacos.

La presion sanguinea alta y la arteriosclerosis (Endurecimiento y engrosamiento de las paredes arteriales) son problemas muy comunes, aun los niños ya estan padeciendo de alta presion.

Factores de Riesgo para Enfermedades al Corazon

Predisposicion Genetica

Estudios has demostrado que si nuestros padres o abuelos tuvieron problemas cardiovascular, estaremos mas susceptible a padecer problemas cardiacos y deberiamos de cuidarnos aun mas que las personas que no tienen un historial de enfermedades coronarias.

Hipertension

La presion alta puede significativamente aumentar el riesgo de enfermedades al Corazon si no se trata debido al daño que causa a las paredes de las arterias. Al principio la presion alta puede no tener sintomas, por lo tanto es recomendable que de vez en cuando nos revisemos la presion especialmente si tiene familia cercana que padece este problema.

Segun la medicina convencional "95% de la hipertencion, la causa es desconocida"

La gran mayoria de las personas con hipertencion tienen deficiencias nutricionales, pueden tener toxicidad por metales pesados. Tambien pueden tener toxinas por pesticidas, esto causa desbalances en el sistema autoimmune, cuando todo esto se corrije, la presion sanguinea dramaticamente va a mejorar.

Diabetes y Resistencia a la Insulina

La presencia de diabetes acelera la degeneracion prematura de las paredes de las arterias, induciendo a una circulacion deficiente.

La Resistencia a la insulina juega un papel muy importante en las enfermedades al Corazon. La Resistencia a la insulina esta asociada con ataques al Corazon o bloqueo de los vasos sanguineous a una edad temprana. Algunos estudios han enseñado que las personas con enfermedades coronarias tienen niveles altos de insulina, tambien pueden tener los trigliceridos altos comparados con personas sin problemas cardiacos.

Hipotiroidismo

Los desordenes de la tiroides son muy comunes hoy en dia, especialmente el hipotiroidismo, es decir niveles bajos de las hormonas tiroideas y esto tambien puede contribuir a problemas del Corazon y la persona puede estar mas propensa a un ataque al Corazon. Estudios realizados han mostrado que las personas con problemas de la tioides que se dejan sin tratamiento desarrollan problemas cardiacos y aun hasta la muerte.

Fumar

Se estima que cada año"191,000 Americanos sufren problemas coronarios que estan relacionados con fumar". El fumar es mas peligroso para el Corazon que para los pulmones, el fumar tambien es muy peligroso para el Corazon de aquellos que estan alrededor suyo. De acuerdo a la Asociacion Americana del Corazon, se estima que cada año mueren de 37,000 a 40,000 personas por problemas cardiovascular causados por humo de segunda mano. La exposicion al humo de segunda mano dobla el riesgo de un ataque al Corazon de los no fumadores. El humo de cigarrillo daña las paredes de las arterias y aumenta las probabilidades de desarrollar coagulos y ataques al Corazon.

Toxicidad por metales pesados

La toxicidad por mercurio juega un rol importante en problemas cardiovasculares y generalmente esto se desconoce o no se toma mucho en cuenta. El envenenamiento por mercurio generalmente es cuasado por amalgamas dentales, auque tambien puede ser causado por varias vacunas asi como a la exposicion al mercurio en el medio ambiente y de algunos pescados.

La toxicidad por mercurio puede interferir en el proceso del colesterol en las paredes de las arterias y depositando el colesterol en el higado para ser removido del cuerpo, tambien interfiere en la produccion de ciertas enzimas necesarias para diguerir las grasas y esto hace que el colesterol malo se pueda elevar. Si inexplicablemente su colesterol se eleva, usted deberia decirle a su medico que le haga examenes para determinar si hay mercurio en su cuerpo especialmente si tiene rellenos dentales de muchos años. Si es asi deberia de remover esos rellenos y reemplazarlos por unos sin mercurio.

Previniendo y Revirtiendo Problemas Cardiovasculares

Mediante el uso de varias terapias naturales, el riesgo de contraer enfermedades al Corazon puede reducirse considerablemente, y tambien las personas que ya tiene problemas pueden beneficiarse de estas terapias. Esto puede incluir cambio en su dieta, tomar nutrientes y uso de diferentes hierbas medicinales. La terapia de quelacion, el ejercicio fisico y la reduccion de estres, son opciones muy buenas que podemos hacer para prevenir problemas al Corazon.

Dieta

Empezemos con la dieta como siempre. Nuestra dieta debe de ser lo mas natural posible comiendo grandes cantidades de vegetales, frutas y granos y evitando o limitando las carnes especialmente la carne roja.

El seguir esta dieta puede ayudarnos a prevenir enfermedades al Corazon:

Coma alimentos que sean minimamente procesados de esta manera evitara aditivos y preservativos

Coma organico lo mas possible especialmente las carnes y los lacteos, asi se asegurara de no estar consumed pesticidas, herbicidas, esteroides y antibioticos.

Evite la comida que ha sido irradiadas lo mas posible. Lea las etiquetas deben de decir:

(Not irradiated food)

Aumente el consumo de fibra en su dieta, mas vegetales y frutas crudas, granos enteros o tome un suplemento de fibra soluble como el Psyllium.

Reduzca el consumo de grasas, especialmente la comida frita, la grasa de fuente animal y el aceite parcialmente hidrogenado.

Aumente el consumo de carbohidratos complejos como granos enteros, arroz marron, frijoles, semillas y papas.

No se olvide de las grasas escenciales en su dieta como el aceite de olivo, el aceite de linaza y el aceite de pescado de aguas frias.

Reduzca el consumo de azucar, de tabaco y de alcohol, todo esto aumenta el riesgo de tener problemas cardiovascular.

Una dieta mas vegetariana seria perfecta para prevenir y revertir enfermedades al corazon

Suplementos Nutricionales

Las enfermedades al Corazon y la arteroesclerosis toma varios años en desarrollarse, un regimen diario de suplementos puede ayudar mucho en la prevencion. La cantidad e suplementos necesarios puede variar de persona a persona de acuerdo a su peso y de acuerdo al nivel de absorcion, es major consultar con un profesional de la salud natural antes de empezar a tomar suplementos.

Estos son algunos de los nutrientes que se pueden usar para promover la salud del Corazon:

Beta Carotene, Es el precursor de la Vitamina A. Se cree que personas con altos niveles de betacarotene tienen 50% menos posibilidades de enfermarse del corazon que las personas con bajos niveles de beta carotene

Niacin (Vitamina B3), Ayuda a bajar los niveles de colesterol malo y disminuye el riesgo de enferdedades al Corazon. Tambien se ha Enseñado que ayuda a aumentar la longevidad en pacientes que han sufrido un infarto. La vitamina B3 la podemos encontrar en: Hongos, esparragos, repollo, tomates, coliflor, calabaza, atun, salmon, pollo, pavo, cordero y trigo (grano entero)

Vitamina B6, se ha comprobado que la vitamina B6 puede ser muy beneficiosa en ayudar a prevenir infartos y embolias y tambien previene daño a las arterias. Las personas que ya han sufrido un infarto, se les puede dar 200 mg de vitamina B6 diariamente y si lo combina con una dieta mas vegetariana, esto ayudara a que se recupere mas rapido. La tipica dieta Americana no contiene vitamina B6, ya que esta se encuentra en: la coliflor, repollo, brocoli, chiles, calabaza, esparragos, lentejas, bruselas, cebollas, platanos, semillas y nueces.

Vitamina B12, la deficiencia de vitamina B12 esta asociada con niveles elevados de Homosisteina. La homosisteina es un tipo de proteina producida por el cuerpo y se encuentra en la sangre, no da problemas cuando se encuentra en pequeñas cantidades, el cuerpo la convierte en substancias beneficiosas. Cuando la persona no se nutre adecuadamente, la homosisteina se puede acumular en la sangre, aumentando el riesgo de mas de 50 enfermedades incluyendo enfermedades cardiovascular.

Los estudios han mostrado que por cada 5 unidades de aumento de homosisteina en la sangre, el riesgo de enfermedades al Corazon aumenta en un 42%. Esto nos indica que altos niveles de homosisteina no solamente aumenta el riesgo, sino que causa enfermedades cardiacas. Al suplementar su cuerpo con Vitamina B12 va a ayudar a bajar los niveles de homosisteina y asi disminuira el riesgo de problemas del Corazon.

Alimentos que contienen vitamina B12 incluye: Ostiones, atun, sardinas, cordero, camarones, huevos, pollo y pavo, queso y requestor.

Acido Folico, el acido folico es escencial para el metabolismo adecuado de la homosisteina. Estudios recientes han enseñado que B6, B12 y acido folico pueden dramaticamente bajar el nivel de homosisteina, la cual dijimos que es un factor mayor que contribuye o causa enfermedades al Corazon.

Vitamina E, la vitamina E es un antioxidante soluble en grasa que puede ayudar a prevenir la formacion de coagulos anormales. La vitamina E, el Beta Carotene y la coenzyma Q10 son como una aseguranza para su corazon, ofrecen gran proteccion.

La vitamina E inhibe la acumulacion de placa y ayuda a reparar la cobertura de los vasos sanguineous y puede contribuir en la prevencion de enfermedad al corazon tanto en hombres como en mujeres. Un estudio que se hizo en una escuela de medicina se encontro que aquellos que tomaron 100IU de vitamina E por mas de 2 años, bajaron el riesgo de problemas al Corazon en un 46%.

Alimentos que contienen vitamina E son: semillas de girasol, cacahuates, frijoles, chicharos, germen de trigo, camotes, tuna, sardinas, salmon y aceite sin refinar de maiz.

Vitamina C, la vitamina C invierte la oxidacion y previene la formacion de radicales libres. Un estudio hecho en animales enseño que la dosis que se recomienda por la asociacion de drogas y alimentos no ofrece ninguna proteccion en contra de daños a las arterias. Cuando la dosis se aumenta hasta 3,000mg por dia, puede revertir el daño que ya ha sido causado a las arterias. Es possible que la vitamina C ayude a disolver coagulos en la sangre.

Coenzyma Q10, la coenzyma Q10 puede ayudar a fortalecer los musculos del Corazon y a dar enrgia al sistema cardiovascular. La CoQ10 puede ayudar a proteger en contra arteroesclerosis y se a comprovado que tiene propiedades antioxidantes y ayuda a normalizar la presion sanguinea.

Magnesium, Se ha encontrado que individuos que mueren repentinamente de un ataque al Corazon tienen bajos niveles de magnesio. El Magnesio ayuda a dilatar las arterias y a que el pompeo de la sangre sea mas facil. El Magnesio tambien puede ayudar a prevenir calcificacion en los vasos sanguineous, ayuda a bajar el colesterol malo y a aumentar el colesterol bueno e inhibe la acumulacion de placa. Para que el cuerpo lo absorba adecuadamente se debe de usar magnesio malate,glycinate, taurate o aspartate.

Cromo, tomar un suplemento de Cromo ha mostrado que puede bajar el colesterol malo y los triglycericos en la sangre. Para bajar el colesterol es mas efectivo si se toma combinado con Niacina (vitamina B3) Diferentes estudios han relacionado las enfermedades coronarias a una deficiencia de Cromo.

Potasio, Los pacientes que tienen problemas cardiovascular por lo general padecen de alta presion. Se ha encontrado que si se suplementa con potasio esto ayudara a los pacientes a reducir o ha no depender de la medicina convencional.

Amino Acidos, Los amino acidos L-arginine y L-cartinine pueden ayudar al paciente a recuperarse mas rapido cuando han sufrido una embolia, tambien puede ayudar a bajar la presion arterial. La L-arginine se puede administrar en forma intravenosa para que su efecto sea mas rapido. Si se suplementa con L-cartinine inmediatamente despues de un infarto puede ayudar a los musculos del Corazon que han sido afectados a que se expandan de nuevo.

Quelacion, existen muchas evidencias de que la terapia por quelacion es una alternativa que se ofrece en lugar de las cirujias donde ponen un marcapasos y la angiplactic que se practican cada año. La quelacion es una terapia que se ha usado tradicionalmente para sacar toxinas peligrosas de metales pesados en el cuerpo. Se a comprovado que es segura y efectiva para prevenir y para tratar problemas cardiovasculares como ataques al corazon, embolia y bloquos en las arterias. La quelacion se puede administar en forma oral o intravenosa. El tratamiento intravenoso generalmente se administra varias veces por semana por un periodo de dos a tres meses o hasta que se haya restaurado completamente la circulacion. El tratamiento oral debe ser diariamente y de acuerdo a la edad de la persona, entre mas edad tenga, es mas largo el tratamiento.

Hierbas Medicinales, Dios nos ha provisto de varias hierbas que pueden ayudarnos en la salud del Corazon Como son las bayas (Hawtorn Berry), que ayudan a mejorar la circulacion de la sangre hacia el corazon dilatando los vasos sanguineous y relajando los espasmos en las paredes de las arterias y aumenta la fuerza del bombeo del corazon. Las bayas es uno de los tonicos primarios para el Corazon que se ha usado por cientos de años especialmente en Europa. Una dosis de Hawtorn berry tomado dos veces al dis es muy efectivo para normalizar la presion sanguinea. Tiene un efecto similar a las drogas que se usan para controlar las contracciones del corazon.

Ajo, el ajo es otro producto de la naturaleza buenisimo para tratar y prevenir problemas cardiovasculares, el ajo contiene un componente llamado sulfur, el cual trabaja como un antioxidante y ayuda a disolver los coagulos. El ajo es muy bueno para mejorar la circulacion sanguine, asi como para prevenir un infarto. Cuando hay niveles altos de colesterol, si se toma ajo con perejil por un plazo reasonable, el colesterol se normaliza.

Extracto de las Hojas de Olivo, beneficios de la hoja de olivo incluyen: bajar la presion sanguinea y aumenta el flujo de sangre al corazon, tambien trabaja en contra de los radicales libres, es un buen antioxidante. Las hojas del Olivo contienen vitamina C natural o bioflavonoides los cuales son necesarios para el mantenimiento de las paredes capilares.

Medicina Tracicional China, La Medicina Tradicional China mira los problemas del Corazon como una digestion pobre, lo cual causa una acumulacion de placa en las arterias, por lo tanto ellos recomiendan hierbas que apoyen la funcion digestiva. Un extracto de una hierba conocida como mao-tung-ching es usada comunmente para dilatar los vasos sanguineous. Un estudio que se hizo en China con pacientes que tenian problemas cardiovasculares. Administrandoles cuatro onzas diariamente, despues de algun tiempo notaron una gran mejoria en la mayoria de los pacientes. Yo personalmente uso mucho la Medicina Tradicional China, me gusta mucho porque esta muy concentrada y no tiene que tomar grnades dosis para que le haga efecto. Generalmente la uso con personas mayores que tienen diferentes tipos de problemas de salud, aunque se puede usar con personas de cualquier edad incluyendo niños, no puedo mencionar los nombres porque son combinaciones de varias hierbas, pero trabaja muy bien en cualquier tipo de problemas incluyendo problemas cardiovasculares.

Medicina Ayurvedica, Los medicos ayurvedicos dependen en la observacion del paciente en lugar de usar equipo sofisticado y examenes de laboratorio para diagnosticar problemas de salud. Ellos observan y hacen preguntas al pacinete de su persona y tambien la historia de su familia. Estos doctores ponen especial atencion en el pulso, en la lengua, en los ojos y en las uñas. Los medicos ayurvedicos usan varios metodos para reducir la generacion de radicales libres, los cuales contribuyen a la enfermedad de las arterias y del corazon. La carne, el humo del cigarro, el alcohol y los contaminantes ambientales todos estos generan radicales libres. Ellos usan diferentes tipos de hierbas y diferentes tecnicas para desintoxicar el cuerpo. La desintoxicacion para ellos es muy importante y por ahi empiezan a tratar al paciente dandole diferentes hierbas purgantes y lavativas y tambien limpian la sangre usando algunas hierbas.

Algunas hierbas de origen ayurvedico incluye: La corteza de Terminalia arjuna tiene propiedades antioxidantes comparadas a la vitamina E. **Ashwagandha** esta es otra planta que proteje el corazon y tiene propiedades anticoagulantes. **Boswellia serrata**, es buenisima para tratar la inflamacion, se ha usado en el tratamiento del asma bronquial. **Curcumin (curcuma longa),** es un poderoso antioxidante que ayuda en la desintoxicacion de radicales libres, tambien tiene propiedades anti-inflamatorias y anti-cancer.

Controlar el Estres y hacer Ejercicio Fisico

Tecnicas para reducir el estres y el ejercicio fisico han mostrado ser muy efectivas en revertir problemas cardiacos. El hacer alguna actividad fisica ayuda a reducir el estres, simplemente caminar media hora diaria puede ayudar mucho. Cuando la persona esta damasiado estresada, si necesita algunos suplementos que le ayuden a lidiar con el estres como la valeriana, la pasiflora y claro las vitaminas del complejo B.

Reducir el estres juega un rol muy importante en prevenir enfermedades al corazon. Las diferentes emociones como el coraje, la amargura, la falta de perdon y la depresion aumentan el riesgo de enfermedades cardiacas. Las personas con un temperamento fuerte, que se enojan facilmente por cualquier cosa tienen el doble riesgo de desarrollar algun problema del corazon que las personas que son mas calmadas. La gente que es muy enojona y muy hostil tienen niveles mas altos de homosisteina, lo cual aumenta el riesgo, tambien la persona que se enoja facilmente pero no lo enseña, se lo guarda, esta tambien va a tener altos niveles de homosisteina. Ejercicios de relajacion como respirar profundo varias veces al dia especialmente antes de cada comida y antes de ir a dormir puede reducir las hormonas del estres.

El seguir una rutina de ejercicios fisicos regularmente puede bajar el riesgo de enfermedades cardiovascular considerablemente, esto debe de ser siempre se debe de hacer con regularidad tres o cuatro veces por semana. El ejercicio fisico tambien ayudara a mantener la presion sanguinea en un nivel normal, a bajar el colesterol malo y los trigliceridos en la sangre.

"Si oyeres atentamente la voz de Jehova tu Dios, e hicieres lo recto delante de sus ojos, y dieres oido a sus mandamientos, y guardares todos sus estatutos, ninguna enfermedad de las que envie a los egipcios te enviare a ti; porque yo soy Jehova tu sanador." Exodo 15:26

Capítulo 9

MANTENIENDON UN SISTEMA INMUNOLOGICO SALUDABLE

Cada sistema del cuerpo es importante y cada uno tiene su funcion y sabemos que trabajan en conjunto, se ayudan uno al otro. El sistema inmunologico es el mas diverso y fascinante de todos los sistemas, es sumamente complejo y elaborado en las interacciones de sus componentes. El sistema inmunologico nos protégé contra miles de millones de bacterias, virus, toxinas, radicales libres y parasitos. Todas las enfermedades que mencione en el capitulo anterios se les conoce como enfermedades autoinmunes a excepcion de problemas cardiovascular, aunque si estan relacionados. Existen cientos de otras enfermedades que estan relacionadas con este sistema, podriamos decir que el 98% de las enfermedades estan vinculadas al sistema inmunologico, entre ellas podemos nombrar: esclerosis multiple, lupus, psoriasis, problemas con las glandulas endocrinas, fibromalgia, vitiligo, cancer, sida y muchas mas. Todas estas se le conocen como enfermedades autoimmunes.

La definicion del diccionario para la palabra autoimmune es: Inflamacion y destruccion de tejidos por anticuerpos. Esto quiere decir que el sistema inmunologico erroneamente ataca y destruye los tejidos del cuerpo. Una enfermedad autoinmune ocurre cuando el sistema inmunologico produce una respuesta inapropiada en contra de su propio tejido.

Entendiendo la Inmunidad

El proposito del sistema inmunologico es identificar los enemigos del cuerpo y destruirlos. Estos enemigos pueden ser celulas anormales, tambien pueden ser agentes extraños como bacteria y virus. Para esto es muy importante el sistema digestivo, si la comida no esta siendo digerida bien, si pequeñas particulas de comida sin digerir pasan a la sangre entonces puede haber una reaccion inmune y resultar en alergias, por esto es tan importante tener una buena digestion, si siente que esta teniendo problemas en esto ayude a su cuerpo tomando un suplemento de enzimas digestivas y combine bien sus alimentos. Las fosas nasales tambien nos pueden ayudar a prevenir que agentes indeseados entren a los pulmones. Tener una membrana mucosa fuerte y saludable es una de las cosas primarias que debemos tener para defendernos en contra de estos invasores.

Dentro del cuerpo, el sistema inmunologico tiene un ejercito de celulas especiales para tratar con invasores. Algunas celulas operan en la sangre, siempre teniendo un ojo en invasores y llamando a su tropa para destruirlos cuando estos llegan. Las tres principales tipos de celulas del sistema imunologico que se encuentran en la sangre son: Celulas blancas, celulas B y celulas T. Todas estas celulas o defensores destruyen a micoorganismos dañinos y a celulas anormales. Por ejemplo las celuas T producidas por el timo destruyen las celulas cancerigenas. Las celulas B producen anticuerpos para atacar invasores especificos que causan alergias como el polen.

El sistema linfatico es parte del sistema inmunologico y se compone de: Ducto linfatico, timo, medula osea, bazo y ganglios o nodulos linfaticos.

El ducto linfatico, es como un sistema de desague, el sistema inmunologico colecta celulas para destruir invasores especialmente bacteria y celulas cancerigenas y las pone en estos ductos para filtrarlas. Este ducto tambien ayuda a drenar la bilis en el tracto intestinal. Pequeñas capilares de linfa se originan en distintas partes del cuerpo y se forma como un vaso linfatico y fluyen hacia una sola direccion. Los vasos se hacen mas grandes mientras se mueven hacia el centro del cuerpo convirtiendose en un gran ducto linfatico en el torax.

La glandula Timo, el timo es una glandula rosita que se sienta arribita del corazon y sirve como huesped para que crezcan o maduren las celulas T. El timo ayuda en la produccion de linfocitos que son las celulas blancas de la sangre. Estas celulas ayudan al cuerpo a combatir infecciones por bacteria, por hongos y por virus. El timo tambien produce unas hormonas que ayudan a regular la funcion inmune. El timo requiere de suficiente zinc para que pueda funcionar en forma adecuada.

El bazo, es el corazon del sistema linfatico. Mide aproximadamente el tamaño de un puño; ubicado debajo del lado izquierdo de la caja toraxica. Es un organo de filtracion elimina los globulos rojos viejos y desgastados y las celulas anormales y participa en la respuesta inmune. Es el sitio donde el cuerpo atrapa y diguiere hasta el 50% de todas las celulas rojas muertas y las plaquetas. El bazo tambien sirve como un recividor de sangre, soltando celulas de la sangre en caso de una perdida de sangre repentina o en caso de alguna infeccion. El mayor problema que puede sufrir el bazo es crecimiento y esto puede ser a consecuencia de otro sistema que esta teniendo problemas, generalmente se resuelve cuando el otro problema es tratado.

Las amigdalas y adenoides, es una masa de tejido linfatico localizada a los lados de la garganta, al igual que todos los componentes del sistema linfatico, actuan como un filtro y ayudan en la formacion de celulas blancas que se encargan de las infecciones locales, ademas atrapan germenes y se encargan de las infecciones locales y matan bacterias que ingresan a la boca.

Factores que afectan la inmunidad:

Bacterias, son organismos completos que se reproducen por division celular, pueden subsistir en forma independiente, pero algunos viven dentro de otros organismos huespedes, como son los seres humanos y estas bacteria producen toxinas dañinas. Algunas bacterias no causan ningun daño al cuerpo, estan en armonia con este y hay otras bacterias que actuan en nuestro beneficio como la bacteria amigable.

Virus, son microorganismos que invaden una celula huesped para reproducirse; no se reproducen solos; toman el control de las celulas que invaden y las engañan para que copien el material genetico del virus y asi se propagan, estos virus invadiran otras celulas. En este proceso la celula huesped es destruida.

Toxinas y radicales libres, toxina es toda sustancia o agente que causa una reaccion anormal en el cuerpo como sustancias quimicas, los limpiadores, el moho, los contaminantes y los pesticidas. Pueden estar en los alimentos, en el agua, el aire y el suelo. Las toxinas causan daño por radicales libres y promueven muchas enfermedades. Un radical libre le roba un electron a la pared de la celula, desestabilizandola; el resultado es una reaccion en cadena que va de celula en celula, incluso puede dañar el AND y suprime el sistema inmunologico.

Como consecuencia de las toxinas, muchas enfermedades pueden originarse, entonces debemos hacer todo lo posible por eliminar o disminuir esa sobrecarga de toxinas y podemos hacer esto de la siguiente manera:

* Consume menos comidas envasadas y alimentos procesados que contienen grandes cantidades de preservantes y aditivos quimicos.
* Consume alimentos organicos lo mas que puedas, de esta manera evitaras los pesticidas
* Usa un filtro de osmosis inversa para filtrar el agua que tomas.
* Usa cosmeticos, cremas y limpiadores naturales libres de sustancias quimicas dañinas.
* Evita las fragancias artificiales
* Usa productos naturales para la limpieza
* Evita respirar el vapor de la gasoline cuando llenas el tanque.

Aprende como vivir para fortalecer tu sistema inmunologico y asi prevenir muchas enfermedades:

La alimentacion, los abitos de dormir, el estres, tomar agua, el ejercicio fisico y la actitud mental son cosas que afectan nuestras defensas. Necesitamos educarnos y entender como nos afectan estas cosas, entre mas conocimiento tengamos acerca de esto vamos a poder saber como protejernos.

Estres, el estres puede definirse como todo cambio que cause tension fisica, emocional o psicologica. Se han echo varios estudios que han demostrado que el estres tiene un impacto muy negativo en el sistema inmunologico, aun pequeñas cantidades de estres pueden afectar. Segun la Dra. Carolina Leaf, el estres confunde a tu sistema inmunologico, activando la respuesta autoinmunitaria que hace que el cuerpo se ataque a si mismo. Cuando estamos bajo estres, las glandulas suprarenales producen mas adrenalina, el pancreas produce insulina para tratar de que haya un balance en el cuerpo. Si te mantienes bajo estres por mucho tiempo, el cuerpo va a entrar en un completo desbalance, la glandulas adrenales se van a cansar y ya no van a poder responder de la misma manera ante el estres y el cuerpo ya no va a poder funcionar bien. Es muy importante que sepamos manejar el estres. Cada vez que estamos bajo estres, aceleramos el proceso de envejecimiento. No se estrese al pensar en esto!

Alimentacion,

La seleccion de alimentos es crucial para nuestro sistema inmunologico, sin duda alguna, la alimentacion es el factor mas inportante en la salud inmunitaria. Si no te alimentas con comidas balanceadas y nutritivas puedes debilitar gravemente tu resistencia. Ademas la buena comida te ayudara a tener mas energia, mas claridad mental, mayor resistencia y mas optimismo. La fuerza del sistema inmunologico depende totalmente de una optima suplementacion de vitaminas y minerales. Deficiencias de vitaminas como: A, B1, B2, B6, B12, folic acid, C y E suprimen la inmunidad, como tambien la deficiencia de ciertos minerales como: hierro, zinc, magnesio y selenio. Ya que los nutrientes no trabajan solos, es una buena idea tomar un buen suplemento de vitaminas y minerales, la combinacion de los nutrientes de un suplemento de alta calidad puede ser muy efectivo para levantar la inmunidad.

Podemos tomar ciertos nutrientes en grandes cantidades para pelear en contra de infecciones como la vitamina C. Esta vitamina es sin duda el nutriente que mas apoya la inmunidad, es capaz de destruir toxinas producidas por bacterias. Una buena dosis de vitamina C es crucial para la inmunidad. Se pueden tomar hasta 5 gramos al dia. La mayoria de los invasores producen unos quimicos peligrosos conocidos como radicales libres, estos causan oxidacion a las celulas. Nutrientes con accion antioxidante como las vitaminas A, C, E y Zinc desarman esos radicales libres, debilitando a los invasores.

Los probioticos, mejor conocidos como bacteria amiga tambien nos ayudan a detener el crecimiento de bacteria. Estos son como antibioticos naturales que pelean en contra de bacterias y de virus. Si tenemos una buena cantidad de estos "amigos" va a ser muy dificil que invasores no deseados como E. coli, salmonela y otros tipos de bacterias puedan sobrevivir, estos crean un ambiente no favorable donde los virus, hongos y bacteria no puedan desarrollarse y no solo esto sino que mejoran la fuerza del sistema inmunologico, esto quiere decir que los probioticos tambien son importantes en el tratamiento de cancer, alergias y todas las enfermedades autoinmunes.

Alimentos con alto contenido de antioxidantes:

Jugo de sandia: Ponga sandia con todo y semillas en una licuadora y haga un jugo. Las semillas de sandia son rica fuente de proteina, zinc, selenio, vitamina E y grasas escenciales. Tome un vaso en el almuerzo y otro durante el dia.

Sopa de zanahoria: Licue 3 zanahorias organicas, 2 tomates, un bonche de berros (watercress), una taza de tofu, media taza de leche de arroz o de soya, una cucharada de caldo vegetal, algo de almendras molidas o semillas.

Una ensalada grande: Incluya una gran seleccion de vegetales como brocoli, zanahorias, Calabazas, berros, lechugas, tomates y aguacates, pongale semillas. Lo puede acompañar con un aderezo de aceite de olivo con ajo. Todos estos vegetales contienen altos contenidos de antioxidantes.

Fresas como merienda: las fresas tienen mas vitamina C que las naranjas, el arandano es la fruta con el mas alto contenido de antioxidantes. Todas las frutas del grupo de las "berries" contienen muchos fitonutrientes que levantan la inmunidad, entonces cuando este bajo ataque, busque las berries.

Evite las grasas malas, las saturadas y las "trans", ya que reducen la funcion de las celulas T y bloquean los vasos linfaticos. En su lugar consuma grasas saludables como aquellas que se encuentras en los acidos grasos omega 3, aceite de olivo, frutas secas crudas, semillas y nueces. Los estudios indican que el aceite de pescado disminuye el crecimiento del tumor de mama e inhibe la propagacion de celulas cancerosas por el cuerpo. Consumir pescado rico en acidos grasos omega-3 reduce el riesgo de cancer en mujeres pre y posmenopausicas.

Una dieta alta en calorias hace mas lento nuestro sistema inmunologico, por lo tanto evite las calorias vacias y mas o menos coma dentro de un rango calorico de nutricion que sea adecuado para el sistema inmunologico.

Descanso fisico: Los estudios demuestran que el adulto promedio necesita un promedio de 8 horas de sueño por noche. La mayoria de las personas estan tan ocupadas que no le dan a su cuerpo el tiempo necesario para dormir y descanzar, la falta de sueño afecta mucho la inmunidad. Al inicio del ciclo del sueño, tu cuerpo produce una hormona llamada melatonina, mas tarde en la noche produce otra hormona llamada prolactina. Ambas hormonas estimulan la produccion de celulas inmunitarias que eliminan virus, bacterias y microbios. Se necesitan de 8 a 9 horas de sueño para que se produzca la cantidad necesaria de estas hormonas. Sin el descanzo necesario, la produccion de defensores inmunologicos es insuficiente y el sistema inmunologico sufre.

Ejercicio Fisico: El sistema linfatico saludable es basico para un sitema inmunologico fuerte. El sistema linfatico se mueve mediante la presion osmotica, el liquido linfatico solo se mueve cuando el cuerpo esta activo. Si no te mueves, tu sistema linfatico se vuelve estatico y toxico. Como ya lo mencione antes el sistema linfatico es una parte muy importante en la inmunidad, por lo tanto debemos de cuidarlo haciendo ejercicio fisico para que este se limpie por si solo. El ejercicio mejora el estado de animo y al tener mas animo, vamos a tener una actitud mental mas positiva, la actitud positiva es muy importante ya que estimula el sistema inmunologico. El ejercicio ayuda a liberar el estres y a liberar toxinas del cuerpo, esto tambien beneficia al sistema inmunologico. Aunque debemos tener un equilibrio porque el exceso de ejercicio puede ser dañino, al hacer exercise extremo se pueden producir radicales libres peligrosos, y el sistema immune puede ser afectado.

Tomar agua: Sabemos que el agua es el compuesto mas abundante de nuestro cuerpo. Una de las areas principales donde se aloja el agua en nuestro cuerpo es el liquido linfatico, por lo tanto es imprecindible tomar suficiente agua para apoyar al sistema linfatico. Todos los sistemas dependen del agua. El agua ayuda a eliminar toxinas. El agua lleva los nutrientes a las celulas. Se pierde cerca de un litro de agua al dia atravez del sudor, de la respiracion y de la evacuacion.

Como puede ver esta en nuestras manos mejorar o destruir nuestro sistema inmunologico. El tomar agua, el hacer ejercicio, tener una buena alimentacion depende de cada uno de nosotros nadie mas lo puede hacer por usted. Como dijimos todas las enfermedades estan relacionadas con el sistema inmunologico, entonces esta en sus manos hacer todo esto antes mencionado para fortalecer su salud y asi mantener una buena salud del sistema inmunologico.

Capítulo 10

DIETA DE ACUERDO A LA PALABRA DE DIOS

Porque Jehova tu Dios te introduce en la buena tierra, tierras de arroyos, de aguas, de fuentes y de manantiales, que brotan en vegas y montes; tierra de trigo y cebada, de vides, higueras y granados; tierra de olivos de aceite y de miel; tierra en la cual no comeras el pan con escacez, ni te faltara nada en ella, tierra cuyas piedras son hierro, y de cuyos montes sacaras cobre. Deuteronomio 8:7-9

La Biblia nos da instrucciones especificas de que alimentos son buenos para comer y cuales no. **En Genesis 9:3-4 el Señor nos dice: "Todo lo que se mueve y vive os sera para mantenimiento: asi como las legumbres y plantas verdes, os lo he dado todo. Pero carne con su vida que es la sangre, no comereis.** Dios nos dice aqui que de las legumbres y de las plantas verdes podemos comer de todas, pero en la carne si nos da ciertas limitaciones. Podemos comer de ciertos animales pero no de todos. En el capitulo 11 del libro de Levitico y en el capitulo 14 de Deuteronomio se nos dice especificamente cuales animales son limpios para comer y cuales son inmundos.

"Estos son los animales que podreis comer: el buey, la oveja, la cabra, el ciervo, la gacela, el corzo, la cabra montes, el ibices, el antilope y el carnero montes". Deuteronomio 14: 4-5

"Pero estos no comereis, entre los que rumian o entre los que tienen pesuña hendida: camello, liebre y conejo; porque rumian mas no tienen pesuñas endida, seran inmundos. De la carne de estos no comereis, ni tocareis sus cuerpos muertos; ni cerdo porque tiene pesuna hendida, mas no rumia; os sera inmundo. De la carne de estos no comereis, ni tocareis sus cuerpos muertos"

Deuteronomio 14: 7-8

Dios no nos pone limitaciones en las frutas, en los vegetales y en las legumbres, pero si en los animales, son muy pocos los animales de los cuales podemos comer, ciertos animales son sin duda, poco saludables para el consumo humano; sin embargo son pupulares especialmente el cerdo. Los mexicanos comen mucho cerdo, el asado y los tamales nunca falta en la mayoria de las celebraciones. La Biblia dice que el cerdo es inmundo y que no lo deberiamos de comer. El cerdo desarrolla una bacteria que no puede destruirse ni con el fuego ni al congelar la carne, esa bacteria puede irse al cerebro y causar muchos problemas de salud. Tengo un video de una persona que tuvo un accidente y se abrio la cabeza; completamente en dos partes y tenia el cerebro lleno de parasitos, estos parasitos o bacterias pueden provenir de la carne de marrano. Quiza usted este pensando que Dios limpio todo y al orar por los alimentos todo queda purificado y limpio y es cierto, pero tambien es cierto que Dios nos ha dado una sabiduria para poder saber que es bueno para el cuerpo y que no. La Biblia dice todo me es licito, mas no todo conviene; todo me es licito, pero no todo edifica. **1 de Corintios 10:20.** Puedo comer de todo, no es pecado pero voy a pagar las consecuencias, las personas que comen mucha carne incluyendo de puerco a los 35 a 40 años ya van a tener bloqueos en las arterias y muchos otros problemas de salud.

Si usamos la sabiduria que Dios nos ha dado es mejor comer mas legumbres y vegetales. La persona que es mas vegetariana que carnivora va a estar mas fuerte y mas saludable y se va a conservar mas joven ya que las legumbres y los vegetales son mas faciles de diguerir y tienen muchos mas nutrientes y enzimas que la carne. El cuerpo tiene que trabajar mucho para poder digerir la carne y si comemos carne en los tres alimentos, imaginese como sera su digestion. En la Biblia vemos el ayuno que hizo Daniel de 3 semanas comiendo solamente vegetales y legumbres y dice la Biblia que el estaba mas fuerte que los demas, es decir que los que si comian carne.

De los animales que son del agua la Biblia dice: **"de todo lo que esta en el agua, de estos podreis comer: todo lo que tiene aleta y escama" Deuteronomio 14:9**

Podemos comer de diferentes clases de pescados mientras tengan aletas y escamas y la carne de pescado es mucho mas saludable y tiene mas nutrientes incluyendo las grasas buenas que la carne de res o de chiva que tienen las grasas malas, las grasas saturadas.

Dios nos perminte comer de algunas avez: **"Toda ave limpia podreis comer. Y estas son de las que no podreis comer: el aguila, el quebrantahuesos, el azor, el gallinazo, el milano segun su especie, todo cuervo segun su especie, el aveztrus,la lechuza, la gaviota y el gavilan segun sus especies, el buho, el ibis, el calamon, el pelicano, el buitre, el somormujo, la cigueña, la garza**

segun su especie, la abubilla y el mucilage. Todo insecto alado sera inmundo; no se comera".

Deuteronomio 14:11-19

Observe **Numerous 11:5** y vea lo que comian los hebreos aun cuando estaban en egipto: **Nos acordamos del pescado que comiamos en egipto, de los pepinos, los melones, los puerros, las cebollas y los ajos;** todo esto era muy bueno, bueno en sabor y tambien pueno en nutrientes era tan bueno que creo que por eso lo extrañaban tanto que hasta querian regresar a Egipto. Este tipo de alimentacion los mantenia muy saludables y vivian muchos mas años que la gente de hoy.

Cuando Dios les hablo de la tierra buena. De la tierra prometida a la cual los queria llevar les menciono 7 alimentos especificos:

Tierra de trigo y cebada, de vides, higueras y granados; tierra de olivos, de aceite y de miel; **Deuteronomio 8:8**

Note entre estos alimentos no se menciona carne; sino granos, frutas, vegetales, el aceite bueno y el azucar buena. Aqui estan los cinco grupos alimenticios, piense en la piramide alimencitia de hoy en dia y estos alimentos abarca todo, quiza usted este pensando: bueno esta casi todo pero falta el grupo de las carnes y los lacteos, es decir la proteina. Dios no se equivoco al darles este tipo de dieta ya que la proteina que se encuentra en la carne y en los lacteos la contiene el trigo y la cebada. Comiendo este tipo de alimentos una persona puede vivir bien y estar mas saludable, no le hace falta la carne.

Veamos las propiedades alimenticias de cada uno de estos alimentos:

Trigo, el trigo natural sin procesar contiene varios minerales incluyendo calcio, hierro, magnesio, fosforo, potasio, zinc, coper, manganesio y selenio. El trigo es una excelente fuente de fibra una taza de trigo entero contiene 15gramos de fibra, esto equivale al 59% de la dosis requerida diariamente. El trigo contiene 16 gramos de proteina por taza. Hoy en dia comemos muchos alimentos derivados del trigo como los cereales, las pastas y los panes, pero lamentablemente ya no contienen casi nada de estos nutrientes si los esta comiendo en forma procesada es decir el pan blanco, las pstas refinadas, etc. al refinarlos les quitan todos estos nutrientes y pierden la fibra. Consuma el trigo en su forma natural para que obtenga todos estos beneficios.

Cebada, la cebada es un super alimento, yo lo considero mejor que el trigo. Es muy buena fuente de fibra, contiene fibra soluble e insoluble. Una taza de cebada cocida contiene 6 gramos de fibra. Una dieta alta en fibra nos ayuda a bajar el colesterol y a mantener los niveles de azucar en un nivel saludable asi como a prevenir el cancer en el colon. La cebada es un excelente alimento para los pacientes con diabetes tipo II, ya que esta tiene un indice glycemico muy bajo, esto quiere decir que no da un aumento repentino en la glucosa como lo hacen los carbohidratos simples. Tambien es muy buena porque contiene varias vitaminas y minerales escenciales y los pacientes con diabetes generalmente estan deficientes de ciertas vitaminas y minerales.

Contiene: Niacina (B3), Tiamina (B1), Selenio, hierro, magnesio y Zinc. Tambien contiene antioxidantes necesarios para mantener una buena salud y fitoquimicos que ayudan a prevenir ciertas enfermedades como diabetes, cancer y enfermedades al corazon.

Uvas, Se han hecho muchos entudios para descubrir el valor nutricional de las uvas y se ha encontrado que tienen grandes beneficios para la salud. Algunos de ellos incluyen; grandes cantidades de antioxidantes, flavonoides y componentes que nos ayudan a prevenir el cancer.

Al analizar las uvas se ha encontrado que contienen resveratol, un poderoso antioxidante que nos ayuda a pelear en contra de enfermedades como el cancer, enfermedades cardiacas y problemas inflamatorios. Ademas, algo muy importante que nos interesa a las mujeres; nos ayuda a prevenir el envejecimiento prematuro.

Es una fruta con muy pocas calorias una taza de uvas contiene solo 62g de calorias. Contiene poca proteina y poca fibra por lo cual el cuerpo las diguiere muy facilmente si se comen con el estomago vacio.

Contiene vitamina A, B1, B2, B6, vitamina C, vitamina E y vitamina K. La vitamina E y K tienen propiedades anticoagulantes, es decir previenen la formacion de coagulos.

Contiene los minerales como Calcio, Magnesio, Hierro, Coper y potasio, tambien contien grandes cantidades de beta carotene aproximadamente 39 mcg por 100gr de uvas.

Otros beneficios de las uvas:

El jugo de uva ayuda a reducir la fiebre y puede ayudar a mejorar la fatiga cronica, ya que promueve la energia.

El jugo de uva es muy buen limpiador corporal, al consumirlo regularmente, puede ayudar a eliminar piedras en los riñones, a desintoxicar el higado y a fortalecer el sistema digestivo.

El jugo de uva tambien puede ayudar a mejorar los dolores de cabeza y migraña.

Higos, Los higos tienen valores nutricionales y medicinales. Se cree que los higos tienen la propiedad de mantener a la gente fuerte tanto fisica como mentalmente.

Contienen proteina, carbohidratos, calcio, thiamina, riboflavina, potasio, hierro y altas cantidades de fibra. Una taza de higos contiene 15 gramos de fibra lo cual equivale a mas del 50% de la dosis recomendada diariamente. Comer higos puede ayudar a prevenir que se partan los labios y a que salgan arrugas prematuras. Los higos tambien ayudan a eliminar el mal aliento. Se han usado por mucho tiempo para tratar la pigmentacion en la piel, las verrugas y las ampollas. Si se aplica directamente en la piel puede ayudar a prevenir infecciones y a eliminar los absesos. Tiene propiedades anti-bacterianas, por lo tanto puede inhibir el crecimiento de bacteria. En Latino America se usa el extracto de higo para curar irritaciones en la garganta y las encias inflamadas. El extracto tambien se puede aplicar para tratar tumores y crecimientos anormales de tejido en el cuerpo.

Granadas, La granada no es cualquier fruta, es una fruta muy saludable. Los valores nutricionales de las granadas se han conocido desde hace cientos de años; contienen poderosos antioxidantes, mas que cualquier fruta, incluyendo la fruta de acai y el te verde.

Tambien contiene algunas de las vitaminas del complejo B, vitamina C, Calcio y Fosforo. Esta combinacion de vitaminas, minerales y antioxidantes tienen el poder de prevenir y revertir muchas problemas de salud. Estudios recientes han mostrado que el tomar jugo de granada regularmente previene el endurecimiento de las arterias y reduce el colesterol malo. Se ha usado para tratar el estreñimiento y para desintoxicar el colon. Tambien se ha comprobado que la granada contiene agentes que nos protegen en contra del cancer especialmente cancer de mama y de la prostata.

Problemas comunes que se pueden tratar con el uso de la granada o su jugo:

Anemia, envejecimiento prematuro, asma, atherosclerosis, prevencion del cancer, colesterol, disenteria, fortalecer el sistema inmunologico, eliminar parasitos, falta de apetito, nausea e irritacion de la garganta.

Aceite de Olivo, me encanta el aceite de olivo por los muchos beneficios que tiene para nuestra salud. El aceite de olivo es un ingrediente basico en la dieta Mediterranea y esta dieta se considera una de las mas saludables. Se sabe que el aceite de olivo provee proteccion al corazon, ayuda a prevenir la osteoporosis y aun el cancer.

La grasa buena mono-saturada como lo es el Omega-3, le da al aceite de olivo propiedades anti-inflamatorias. Ya sabemos que la inflamacion esta ligada a muchas enfermedades incluyendo problemas cardiovasculares, asma y cancer y como es la grasa buena nos ayuda a perder peso en lugar de aumentar, asi que comalo con libertad.

El aceite extra virgen contiene vitamina E, DHA y aceites Omega-3 y Omega-9 que ayudan en la salud en general incluyendo bajar el colesterol malo y aumentar el bueno. Asegurese de que diga extra virgen, esto quiere decir que es 100% puro, si dice puro quiere decir que ha sido un poco procesado. Si dice extra liviano (extra light) quiere decir que ha sido altamente procesado y conserva muy poco de sus beneficios.

Use el aceite de Olivo como producto natural de belleza

El aceite de Olivo no solo se puede usar en la cocina, su uso se ha extendido mas alla de aderezar una ensalada. Es uno de los mejores productos naturales de belleza, porque hidrata el cutis seco y los labios partidos, disminuye la aparencia de arrugas y mejora la condicion del cabello. Usarlo de manera externa data de los tiempos antiguos romanos, cuando las mujeres se lo ponian en el cuerpo y en el cabello por consideralo "la fuente de la juventud". Es ideal para suavizar el cutis y proporcionarle mas humedad. Se puede aplicar al cabello maltratado para darle brillo y suavidad.

Otros Beneficios del Aceite de Olivo

Aplicarlo en la piel despues de haberse expuesto al sol puede ayudar a prevenir el cancer, gracias a su alto contenido en antioxidantes como la vitamina E, el Selenio y Omega-3, que absorben los radicales libres y protegen contra el daño de los rayos solares.

Ingerirlo calma el malestar estomacal y combate el mal aliento.

Tomelo mezclado con jugo de limon para aliviar el reflugo de acido y para eliminar las piedras en la vesicula.

Si tiene dolor de oido, pongase un par de gotas en el oido y tapelo con un algodon, dejelo ahi hasta el siguiente dia, esto aliviara el dolor.

Puede ser usado para mejorar la rosasea, apliquélo diariamente a la piel dando masajes por varios minutos.

Sus ponderosas antioxidantes ayudan a dilatar las arterias, lo cual ayuda a bajar la presion sanguinea.

Miel Virgen, La miel es otro de los alimentos que Dios le dijo que les daria y no es menos bueno que los alimentos anteriores. La miel tambien tiene grandes beneficios para la salud ya que contiene varias vitaminas y minerales escenciales para la buena salud: Contiene Vitamina B6, thiamina, niacina, riboflavina, acido pentatonic y ciertos aminoacidos. Entre los minerales contiene calcio, coper, hierro, magnesio, manganese, fosforo, potasio y zinc.

La miel tiene un indice glycemico saludable, esto quiere decir que el azucar de la miel puede ser gradualmente absorbida en el torrente sanguineo, no causa un aumento rapido a la glucosa en la sangre como lo hace el azucar regular, por lo tanto es una mejor opcion para los pacientes con diabetes que el azucar regular, claro que se debe de tomar en cantidades bajas.

Contiene antioxidantes naturales que ayudan a protejer la piel cuando es expuesta al sol y ayuda a rejuvenecer la piel y a mantenerla mas joven.

La miel contiene propiedades anti-bacteriales por lo que se puede usar para tratar el acne, aplicandola a la piel puede destruir la bacteria que causa el acne.

Si analizamos estos alimentos y vemos el valor nutricional que tiene cada uno de ellos nos vamos a dar cuenta que Dios les dio todo lo que necesitaban para vivir una larga vida saludable. La mayoria de ellos contienen grandes cantidades de antioxidantes especialmente la granada. Los antioxidantes juegan un papel muy importante para mantener una buena salud. Si usted tiene una dieta alta en antioxidantes va a ser dificil que se enferme. Dios no queria que el pueblo de Israel estuvieran enfermos y al comer todos estos alimentos tan altos en antioxidantes les ayudaba a prevenir las enfermedades que conocemos hoy como el cancer, el diabetes y las enfermedades coronarias. En ese tiempo yo cre que ni sabian lo que queria decir cancer o diabetes. Dios quiere que tambien nosotros estemos sanos por eso nos ha dejado la Biblia como guia y piesno que si siguieramos este tipo de dieta mencionada en la Biblia especialmente estos 7 alimentos, estoy segura que tendriamos mejor salud, podriamos prevenir o revertir muchos problemas de salud. Nomas estudie cada uno de ellos y vea todas las vitaminas, los minerales, la fibra y sobre todo los antioxidantes que cada uno contienen.

La sangre y la grasa

Estatuto perpetuo sera por vuestras edades dondequiera que habiteis, que ninguna grosura ni ninguna sangre comereis. Levitico 3:17

Aqui la palabra de Dios nos da otra instruccion, nos dice que no debemos de comer ni la grasa ni la sangre del animal. Las grasas de fuente animal son las grasas malas, son las grasas saturadas, contienen altos niveles de colesterol, de grasas trans y grasas saturadas. El cuerpo humano tiene muchos problemas al tratar de procesar las grasas trans y no las puede procesar por completo y una gran parte de este tipo de grasa se queda en la sangre y en las arterias es por esto que hoy en dia existen tantas personas tan jovenes con niveles altos de triglicericos que es grasa en la sangre, colesterol alto y bloqueos en las arterias. Al comer carne deberiamos de separar la grasa de la carne como al pollo quitarle el cuero, a la carne de res debemos buscar la que tenga la menor cantidad de grasa posible.

La escritura a continuacion menciona tres alimentos que estan permitidos para comer pero dice que se les debe de quitar la grasa.

Habla a los hijos de Israel, diciendo. Ninguna grosura de buey ni de cordero ni de cabra comereis Levitico 7:23

Se prohibe comer la sangre porque la sangre representa la vida.

Solamente que te mantengas firme en no comer sangre; porque la sangre es la vida, y no comeras la vida juntamente con su carne.

No la comeras; en tierra la derramaras como agua. Deuteronomio 11:23-24

La manera en que se mata el animal tambien es importante, hoy en dia ya no se hace de acuerdo a la palabra de Dios. De acuerdo a la Biblia se debe de matar al animal en una forma rapida con un cuchillo afilado con un corte profundo en la garganta y luego se debe de drenar toda la sangre del animal en la tierra como si fuera agua como dice en la escritura antes mencionado. La cultura Judia si lo hacen de esta manera y luego sumergen la carne en agua por un rato para quitarle toda la sangre.

Como puede ver la Biblia nos da recomendaciones especificas de que comer y de que deberiamos de abstenernos, Quiza usted este pensando "bueno, esa era la ley que Dios les dio en el antiguo testamento" y es verdad que en ese tiempo estaban bajo la ley y hoy estamos bajo la gracia, pero tambien es verdad que la Biblia dice que Dios es el mismo, ayer hoy y por siempre y para mi la palabra del antiguo testamento es tan valida como la del Nuevo y como le digo se trata de usar un poco la sabiduria que Dios nos ha dado, nomas preguntese: Porque la gente de antes vivia muchos mas años que la gente de hoy? Porque no existian las enfermedades degenerativas que conocemos hoy en dia? Creo que la respuesta es ovia: todo tiene que ver con lo que comemos y la manera en que los alimentos son cultivados y preparados. Entonces coma mas del buffet que Dios nos ha dado, tenemos mucho para escojer y nos ira mejor.

Capítulo 11

LAS MARAVILLOSAS HIERBAS

Tengo ya muchos años estudiado las propiedades de las hierbas y entre mas estudio de ellas, mas me gustan. Las hierbas tienen muchos usos y es importante aprender a usarlas para no depender de las peligrosas drogas. Las hierbas se han usado por miles de años es con lo que nuestros antepasados se mantenian en buena salud y con lo que trataban problemas de salud cuando los llegaban a tener, que en realidad no tenian grandes problemas. Cuando el ser humano se alejo de la naturaleza y empezo a usar quimicos y drogas para tratarse empezo a sufrir. Como le digo tengo muchos años usando la medicina natural y veo que hoy en dia cada vez mas la gente esta volviendo a lo natural, ya no se me hace tan dificil recomendarle un producto natural a un joven, antes era dificil que lo aceptaran. "En 1940 cuando aparecieron los antibioticos, toda la gente se maravillo con los antibioticos; tanto que cambiaron las hierbas por los antibioticos" y por varios años el uso de las hierbas se opaco. "El año 2006 la gente se dio cuenta de que el antibiotico ya no estaba functioned tan bien como antes y que no era tan bueno como pensaban y de ese año para aca se volvieron a usar otra vez las hierbas". Existen suficientes evidencias y pruebas de que las hierbas tienen la capacidad de regenerar el cuerpo humano. Es tiempo de volver a usar lo que Dios nos dio: "Las Hierbas"

Que son las Hierbas?

La medicina natural define a las hierbas como una sustancia que se deriva de las plantas que es usada como medicina, como especias o como aceites aromaticos que se pueden usar en el jabon y en las fragancias. Una hierba puede ser la hoja, la flor, el tallo, la semilla, la raiz, la fruta o la corteza de una planta que puede ser usada como medicina, para darle sabor a la comida o para preparar alguna fragancia. Las hierbas son excelentes fuentes alimenticias con muchos nutrientes contienen vitaminas, minerales y enzimas que nuestro cuerpo puede usar para alcanzar y mantener la buena salud. Las hierbas tambien nutren, regular, limpian y ayudan al cuerpo a curarse a si mismo. Las hierbas son alimentos naturales poderosas. Las hierbas nutren al cuerpo, mas que curar alimentan al cuerpo, aportan lo que este necesita para que el cuerpo por si solo corrija esas deficiencias que pueda tener. Las hierbas siempre funcionan por ejemplo una zanahoria siempre va a ser zanahoria y siempre va a tener el mismo valor nutricional y alguien que come zanahorias todo el tiempo no va a tener problemas de vision y va a tener una piel saludable porque? Porque las zanahorias le dan al cuerpo los nutrientes que necesita para tener una buena vision y una piel saludable.

Porque las hierbas?

Prefiero las hierbas que la medicina convencional porque tienen un gran historial de seguridad, son efectivas, se considera alimento ya que son sustancias completas. Lo que mas me gusta de las hierbas es que no dañan al cuerpo, no tienen efectos negativos como las drogas.

Las hierbas se han estudiado por miles de años, por ejemplo la Medicina Tradicional China se ha usado por mas de 4,000 años ininterrumpidamente, de echo hace poco mas de 100 años la mayoria de los ingredientes de los farmacos provenian de hojas, cortezas, raices y frutos de plantas. Hoy en dia 25% de todas las drogas, sus ingredientes son derivados de arboles, de arbustos o de hierbas. Algunos medicamentos son hechos de extractos de hierbas. La Organizacion de la Salud Mundial dice que 119 medicamentos que son derivados de plantas, el 74% de estos se usan en la medicina hoy en dia. Las hierbas son tan seguras como las verduras que comemos, es muy inusual que haya algun problema con las hierbas. Existen algunas que no se pueden tomar con ciertos medicamentos pero son muy pocas. Algunas de ellas no se deben de combinar con antidepresivos y no es porque las hierbas hagan mal es mas bien por los efectos secundarios de los antidepresivos.

Se ha comprobado cientificamente su eficacia en la manera en que actuan en el cuerpo. Las plantas medicinales son enteras y actuan de manera natural en el cuerpo y funcionan porque las hierbas tienen un amplio rango de accion por su contenido de numerosas sustancias fito-quimicas que son capaces de actuar de diferentes maneras en el cuerpo. El trabajo de las hierbas es restablecer el equilibrio total del cuerpo no de tratar los sintomas como lo hacen los farmacos.

Clasificacion de las Hierbas

Las hierbas se clasifican en diferentes categorias, estudiemos cada una de ellas.

1. Adaptogena, las hierbas adaptogenas se adaptan a las necesidades del cuerpo, incrementan la resistencia al estres y ayudan a balancear todos los sistemas del cuerpo. Son muy utiles en enfermedades autoimmunes ya que apoyan los organos vitales del cuerpo.

Entre esta clasificacion de hierbas podemos encontrar el Ginseng, el Astragalus y el Eleuthero. Me gusta mucho el Eleuthero porque ayuda a prevenir o a bajar la inflamacion es muy bueno para problemas de artritis y de fibromalgia y renueva el higado.

Las hierbas adaptogenas apoyan las glandulas suprarrenales ya que ayudan a reducir el estres.

2. Antioxidantes, como su nombre lo dice contienen propiedades que nos protegen en contra de la oxidacion causada por los radicales libres. Los radicales libres son grupos de atomos muy reactivos que sufren reacciones quimicas repetidas veces sin cambiar ellos mismos, son agentes de desorden. Las hierbas que se encuentran en el grupo de los antioxidantes nos dan un escudo protector y tienen el poder de desarmar a estos peligrosos radicales libres, entre ellas podemos encontrar:

El noni, la fruta de Mangosten, la granada, las uvas, las manzanas y todas las frutas y vegetales que contengas bioflavonoides y todas las bayas.

3. Alterativas, son hierbas que ayudan a incrementar la eliminacion del desperdicio metabolico atravez del higado, del intestino grueso, de los pulmones, del sistema linfatico, de la piel y los riñones. Entre ellas podemos encontrar: **burdock root, dandelion root y red clover blossom, pau d' arco y sarsaparrilla.**

4. Antisepticas, son hierbas que pueden ser aplicadas al cuerpo externamente para inhibir el crecimiento de bacteria. Por ejemplo tenemos el **tea tree oil y el aceite de oregano**

5. Astringentes, son hierbas que ayudan a contraer los tejidos y pueden reducir las secreciones y flujos, ayudan en la inflamacion de la piel y del tubo digestivo. Las hierbas astringentes hacen el tejido mas firme y tenso. Se pueden usar topicamente para parar el sangrado y ayudar a sanar mas rapidamente las heridas. Tambien se pueden usar en forma de cataplasma y en baños para reducir la inflamacion causada por lesiones como las torceduras. Las hierbas astringentes mejoran el lento flujo de la sangre en las venas y pueden reducir el drenaje excesivo de los senos paranasales. Entre estas hierbas podemos encontrar: **white oak bark, horse chestnut, golden seal y el false unicorn, uva ursi, red raspberry y kudzu**

6. Demulcentes, son sustancias mucilaginosas o aceitosas que cuando se toman internamente ayudan a protejer y a sanar los tejidos inflamados. Las hierbas mucilaginosas son ideales para tratar transtornos de intestino irritable o inflamados. Absorben el exceso de acido estomacal para disminuir la indigestion acida, reducen la fermentacion y el crecimiento de bacterias en los intestinos. Entre estas hierbas tenemos el **slippery elm bark, chamomile, marshmallow y bugleweed.**

7. Afrodisiacas, estas son hierbas que estimulan el deseo sexual y la potencia como ejemplo tenemos: **potency bark, muira puama, maca, damiana, ashwagandha root y saw palmetto.**

8. Diureticas, son hierbas que estimulan el flujo de la orina y ayudan a remover liquidos del cuerpo como lo es: **dandelion root, cornsilk, horsetail y uva ursi.**

9. Expectorantes, son hierbas que asisten al cuerpo en la eliminacion de flemas del sistema respiratorio como el licorice root

10. Laxantes, son aquellas hierbas que que estimulan y promueven el movimiento intestinal para tener una buena eliminacion. Ejemplos de este tipo de hierbas son: **cascara sagrada, hojas de senna y rhubarb root**

Uso Historico de las Hierbas:

Una sola hierba puede ser usada para tratar diferentes problemas de salud como lo vemos a continuacion:
Jengibre (ginger)
- Indigestion
- Nausea y vomito
- Mareo por la mañana
- Retorcijones abdominales
- Resfrios y gripes

Acedera (Yellow Dock)
- Condiciones de la piel
- Desintoxica el higado
- Reconstituye la sangre
- Es buena fuente de hierro
- Estimula la bilis
- Estreñimiento e inflamacion intestinal

Trebol Rojo (Red Clover)
- Condiciones de la piel (acne, escaldaduras)
- Ganglios (nodulos) linfalitos inchados
- Quistes, tumores
- Envenenamiento de la sangre

Corteza de Holmo Blanco (White Oak Bark)
Encias sangrientas
Venas varicose
Hemorroides
Picaduras de Insectos
Diarrea
Cortes y heridas

Olmo Americano (Slippery Elm)
Diarrea, especialmente en niños
Desarreglos intestinales inflamatorios
Malestares digestivos
Buena fuente de nutrientes para personas debiles

Raiz de Regaliz (Licorice root)
Fortalece las suprarrenales
Alivia la inflamacion
Tos seca
Sed
Equilibra el azucar en la sangre

Manzanilla (Chamomile)
Insomnio
Relajamiento de los nervios

Colicos

Dolor de estomago

Clorofila Liquida (Chlorophyll)

Mejora de circulacion

Anemia

Desodoriza el cuerpo

Oxigena el cuerpo

Buena fuente de hierro y magnesio

Fortalece el sistema inmunologico

Desintoxica el colon

Diente de Leon (Dandelion)

Fortalece el sistema urinario

Tonico para el higado

Purificador de la sangre

Buena fuente de vitaminas y minerales

Eleuthero

Ayuda a renovar el higado

Aumenta la energia

Inflamacion

Artritis

Fibromalgia

Equilibrio corporal

Nopal

Mantiene el cuerpo en equilibrio

Normaliza el azucar en la sangre

Fortalece la digestion

Uña de Gato (Cat's Claw)

Fortalece el sistema inmunologico

Prevencion del cancer

Sistema Estructural

Reconstruye los globulos blancos

Fortalece el sistema intestinal

Morinda Citrifolia (Noni)

Este jugo me encanta porque apoya todos los sistemas del cuerpo incluyendo:

Sistemas nervioso, estructural, digestivo, intestinal, respiratorio, circulatorio e inmunologico

Tambien ayuda en los problemas femeninos como desvalances hormonales y la menopausia

Promueve la salud de las coyonturas y el bienestar general

Jugo de Savila (Aloe Vera Juice)

Se ha usado para:

Inflamacion intestinal

Gastritis y ulceras

Contiene un alto nivel nutritivo en vitaminas y 18 aminoacidos

Alivia la piel y los tejidos que cubren el tracto digestivo

Estas son ejemplos de algunas hierbas, son las mas comunes que se han usado por miles de años. Existen muchisimas mas que podemos usar para tratar nuestros problemas de salud. Realmente Dios nos ha provisto de todo lo que necesitamos para que el cuerpo tenga salud.

Y junto al rio, en la ribera, a uno y a otro lado, crecera toda clase de arboles frutales; sus hojas nunca caeran, ni faltara su fruto. A su tiempo madurara, porque sus aguas salen del santuario; y su fruto sera para comer, y su hoja para medicina. Ezequiel 47:12

Capítulo 12

OTRAS ALTERNATIVAS

Aparte de las hierbas y los diferentes suplementos de los que ya hablamos, existen diversas alternativas para tratar el cuerpo. En este capítulo quiero cubrir algunas de esas diferentes alternativas y usted escoja la que mejor se adapte a sus necesidades y a su fe.

Los medicos de hace algunas decadas no contaban con todos los avances cientificos que existen hoy para diagnosticar ellos observaban el paciente y a base de observacion y de preguntas podian dar un diagnostico por ejemplo observaban las uñas, la lengua, los ojos, etc. Estas terapias todavia se usan hoy en dia especialmente por los practicantes de la salud holistica y son efectivas y no son agresivas como los rayos X y otras terapias que estan usando los doctores.

Iridologia

La Iridologia data de 1670 cuando el Dr. Philippus Meyens escribio el primer libro sobre el analisis del iris. En su libro Chromatica Medica, explica que los ojos contienen valiosa informacion acerca de todo el cuerpo.

En 1881, Von Peczley fue conocido como "El Padre de la Iridologia," publico un libro llama do Discoveries in the Field of Natural Science and Medicine y en este libro fue donde se publico la primera grafica sobre el iris. En esta grafica el divide el iris en 12 segmentos y cada segmento representa una area espesifica del cuerpo. Cuando ocurren cambios en algun segmento del iris esto indica que hay algun problema de salud en el organo que corresponde a ese segmento. Tambien el color y el tejido del ojo pueden cambiar.

Para mi estudiar iridologia es algo muy facinante, cuando empece a estudiar se me hacia muy complejo, lo deje en el olvido por algun tiempo y hace como 2 años lo volvi a retomar y hoy que practico iridologia con mis clientes me gusta mucho, lo puedo entender y se me hace increible que cada marca que tenemos en el iris o que se van formando indican algo. Ahora se me hace facil ver un iris y decir esta persona es sana o tiene problemas, simplemente al mirar el tejido del iris, antes de analizarlo, uno puede sabar si la persona tiene buena consistencia o si tiene problemas de salud.

La teoria de la Iridologia dice que ninguna parte del cuerpo funciona aislada sino que cada tejido y cada organo estan en contacto con cada parte del cuerpo. El Iris puede revelar la constitucion del cuerpo, deficiencias hereditarias y desordenes emocionales.

En 1950 el Dr. Bernard Jensen pionero de la ciencia de la iridologia en Estados Unidos publico su propia grafica de iridologia donde enseño que el ojo izquierdo corresponde al lado izquierdo del cuerpo y el ojo derecho corresponde al lado derecho del cuerpo.

Lo que mas me gusta de la iridologia es que las marcas o cambios en el iris empiezan a verse antes que la persona tenga sintomas, entonces por medio de la iridologia podemos tomar ciertas medidas para mejorar la salud y prevenir problemas serios.

La iridologia no nos revela enfermedades especificas es simplemente una terapia que nos indica como esta la condicion de cada organo, si esta saludable o si esta deficiente. El iris nos puede revelar la condicion de los tejidos, puede reflejar acidez, inflamacion, toxicidad, congestion y debilidades de los organos y en realidad eso es lo que son las enfermedades o por hay comienzan por una deficiencia de un organo y si podemos detectar esas debilidades temprano es decir cuando estan empezando a ocurrir entonces podremos prevenir enfermedades cronicas degenerativas. Por ejemplo al examinar a una persona veo que sus huesos empiezan a debilitarse entonces le voy a dar suplementos para fortalecer sus huesos y de esta manera prevenir la osteoporosis o algunas otras enfermedades asociadas con los huesos.

A los ojos se les conoce como "ventanas del alma" porque al observar a una persona a los ojos usted puede saber si esta triste, enojada, feliz o cansada; en Iridologia los vemos como "espejos del cuerpo' porque uno puede mirarlos y puede entrar de alguna manera al cuerpo de esa persona, puede ver la condicion de los tejidos y de los organos.

Diagnosticando observando la lengua:

Observar la lengua es otro metodo que se usa para detectar deficiencias en el cuerpo, se observa la forma y el color de la lengua.

Diagnosticar atravez de la lengua data desde el año 1600 especialmente en china. Para los medicos chinos la lengua es una guia indispensable que usan para diagnosticar a sus pacientes.

Para los medicos que usan la lengua para diagnosticar, esta es una herramienta en la que pueden confiar, para ellos es facil leer la lengua al observar el color, la forma, la textura y la capa que cubre la lengua, esta ultima puede cambiar de colores de acuerdo a la condicion de la persona. Por ejemplo al contraer una infeccion por levadura (candidiasis) la lengua se cubre de una capa blanca. Para los medicos chinos la capa de la lengua es un reflejo de la energia que es distribuida hacia todos los organos y tejidos.

Una lengua normal tiene una apariencia saludable, es de color rojo descolorido, flexible, debe de estar un poco humeda, no debe de estar cuarteada o agrietada, no debe de ser muy gruesa ni muy delgada, no debe de doler y no debe de tener una capa blanca.

Para los medicos o naturistas que usan este metodo, la lengua puede reflejar en forma precisa el estado del sistema digestivo desde el estomago hasta el recto, incluyendo los intestinos delgados y el colon. La lengua entera refleja la condicion actual del sistema digestivo. Al igual que el iris, los especialistas dividen la lengua en diferentes secciones para ver cada parte del sistema digestivo.

Aspectos que son considerados al analizar la lengua:

Estructura

Se debe de observar la forma de la lengua: el tamaño, lo ancho, que tan gruesa o delgada es, si es picuda o redonda. Todas estas señales le dan informacion al especialista acerca de la constitucion basica de la persona, se puede ver si la persona tiene buena salud o si tiene algun problema.

Una lengua ancha refleja un balance general tanto fisico como sicologico.

Una lengua angosta refleja falta de adaptabilidad fisica con bastantes deficiencias. La persona puede tener buena abilidad mental, pero tiene una perspectiva muy corta o cerrada.

Una lengua muy ancha refleja que en general se ha perdido la condicion fisica y tiene tendencia a preocupaciones psicologicas.

La punta de la lengua

La punta redonda refleja que la persona es flexible y es firme en su condicion fisica y mental.

La punta picuda refleja una condicion fisica muy rijida o masisa y puede tener una mentalidad agresiva o aun ofensiva.

La punta muy ancha refleja debilidad general y una condicion mental muy pobre, la persona tiene dificultad para concentrarse.

La punta dividida refleja una tendencia a desbalances fisicos y mentales. Puede ser una persona muy fluctuante en sus pensamientos y en su estado de animo.

Grosura

Una lengua plana refleja una condicion de balance general y la abilidad de adaptarse a culquier circunstancia.

Una lengua delgadita refleja a una persona que es muy amable y muy facil de tratar y de llevarse.

Una lengua gruesa refleja a la persona que cree que siempre tiene la razon y puede tener tendencias agresivas.

Color

Rojo obscuro indica inflamacion, lesiones o ulceras, a veces puede indicar una degeneracion en el organo relacionado.

Blanco puede indicar estancamiento de la sangre, de la grasa o depositos de mucosidad, puede indicar una debilidad en la sangre como anemia.

Amarillo puede indicar un desorden en el higado o en la vesicula como resultado de un exceso de bilis; pueden ser tambien depositos de grasa animal y posiblemente inflamacion.

El color en los lados de la parte de abajo de la lengua tambien se pueden usar para determinar la condicion interna en general.

Azul o verde en exceso puede indicar desordenes en los vasos sanguineos, en la calidad y la circulacion de la sangre.

Morado en exceso refleja desordenes en el sistema linfatico y circulatorio. Indica debilidad en el sistema inmunologico y debilidad de los vasos sanguineous.

Movimiento

La flexibilidad de la lengua tambien puede reflejar la condicion del sistema digestivo.

Una lengua flexible, adaptable, que se mueve suavemente indica que el sistema digestivo esta en balance.

Una lengua tensa o inflexible puede indicar un infarto.

Una lengua muy suelta indica una deficiencia en la energia.

Granitos en la superficie de la lengua puede indicar desecho de grasa, de proteina y de azucar. Para determinar de donde vienen esos desechos, se debe de observar en que parte de la lengua estan localizados y a que organo corresponde.

Una lengua muy palida con una capita blanca indica que una fiebre alta se aproxima.

Si la lengua es entre roja y morada, especialmente alrededor de la punta, puede indicar problemas cardiacos, se debe de preguntar al paciente si tiene familia con problemas cardiacos.

Diagnosticando observando las Uñas

Cambios en las uñas puede significar un sin numero de desordenes en diferentes partes del cuerpo. Cambios en las uñas pueden aparecer antes que se presentes sintomas. Es una señal nada mas de que algo esta ocurriendo en el cuerpo, claro que se necesita observar al paciente o hacer otra clase de estudios para poder determinar lo que realmente esta pasando en en cuerpo de la persona.

Uñas negras y astilladas abajito de la punta pueden ser una señal de problemas al corazon o algun tipo de sangrado.

Uñas quebradizas indica posible deficiencia de hierro, problemas en la tiroides y problemas circulatorios.

Uñas quebradizas y que estan muy brillantes y que tienen una luna pueden indicar una tiroides muy activa.

Uñas obscuras y muy delgaditas, planas como en forma de cuchara puede ser una señal de deficiencia de vitamina B12 o anemia.

Uñas verdes pueden indicar una infeccion interna por bacteria o hongo externo.

Uñas blancas hasta la mitad y con puntos obscuros en la punta de las uñas puede indicar posible problemas en los riñones.

Uñas con un color azul obscuro, especialmente en personas que tienen la piel muy clara puede indicar cancer en la piel.

Uñas que les salen pequeñas bolitas o que se sienten como inflamadas en la superficie de la uña, esta puede ser una señal de artritis reumatoides.

Uñas que se quiebran facilmente o que se astillan enseñan una desnutricion general, deficiencia de acido cloridrico, de proteinas y de minerales.

Uñas anchas y cuadradas pueden suguerir desbalances hormonales.

Uñas con lineas blancas atravezadas pueden indicar desordenes en el higado.

Si el area de la luna que debe ser blanca se pone roja, esto puede indicar problemas al corazon. Si se pone azul, esto puede indicar envenenamiento por metales pesados o problemas en los pulmones.

Uñas blancas con rosita cerca de la orilla puede indicar cirrosis.

Uñas amarillas o una elevacion de las uñas puede indicar desordenes internos y esta señal puede ocurrir mucho antes de que otros sintomas aparezcan. Algunos de estos problemas pueden estar relacionados con el sistema linfatico, el sistema respiratorio o problemas en el higado.

Reflexiologia

La reflexiologia nos enseña que hay areas de reflejo en las manos y en los pies y que cada area corresponde a una area del cuerpo y las glandulas. Reflexiologia es una terapia donde se le da masaje al pie, presionando las diferentes partes del mismo, tambien se pueden identificar problemas de salud en diferentes areas del cuerpo. Para el reflexologo, el pie es como un mapa de todo el cuerpo. Al igual que el iris, cada area del pie corresponde a una parte el cuerpo, es mas facil que el iris porque va en orden, por ejemplo el dedo gordo corresponde a la cabeza, mas abajo del dedo gordo esta el pecho y a la mitad del pie estan los organos que estan a la mitad del cuerpo como los riñones, el colon, etc.

Se cree que la reflexiologia se origino en China hace como 500 años cuando los terapeutas usaban presionar para corregir los niveles de energia en el cuerpo. Los Chinos piensan que las enfermedades ocurren cuando los canales que generan energia en el cuerpo son bloqueados, causando daño en diferentes areas del cuerpo. Los Chinos creen que el dar el masage en el pie destruye estos bloqueos y permite que la energia en el cuerpo fluya con libertad y entonces el paciente recupera su salud. Yo no se si esto sea realidad, lo que se es que cuando le doy un masage en el pie a alguno de mis pacientes se siente mejor solamente con tocar o presionar en diferentes areas de su pie.

En una terapia de reflexiologia, el terapista aplica presion con el dedo gordo en toda el area de los dos pies. Se cree que esta presion afecta los organos internos y las glandulas y los estimula para que funcionen mejor. Si el paciente tiene algun problema en alguna parte del cuerpo, cuando se presiona el area correspondiente en el pie, el paciente va a sentir dolor o incomodidad. El primer masaje debe de ser muy suave especialmente si el paciente tiene algunos problemas de salud. En la segunda seccion ya se puede presionar un poco mas fuerte y puede durar un poco mas de tiempo que la primera vez, se deben de dar de 6 a 8 secciones.

La reflexiologia se ha usado para tratar un sin numero de enfermedades desde dolor de espalda, migraña, problemas digestivos, problemas de sinusitis, estres y problemas menstruales, mejora la circulacion de la sangre y ayuda a normalizar el balance en todo el cuerpo. Es especialmente buena para tratar estres y ansiedad, ya que estimula la relajacion profunda.

Analizando el Cabello

Analizar el cabello es un proceso en el cual el cabello se le hacen prueban en el laboratorio para ver si existen deficiencia o ecxeso de minerales o presencia de minerales toxicos. Los minerales es algo muy importante para mantener la buena salud y muchas de las veces esto es ignorado. Los minerales juegan un rol muy importante en el cuerpo humano, desde regular los fluidos en el cuerpo hasta activar las hormonas y los genes en el cuerpo.

La deficiencia o desbalance de minerales se enseña en forma mas efectiva analizando el cabello que analizando la sangre. El tejido del cabello esta muerto y los minerales se quedan atrapados adentro, dando un resultado mas claro del metabolismo del cabello. Los medicos generalmente analizan la sangre para medir los minerales y la mayoria de las veces les da un resultado normal pero estudios enseñan que si se analiza la sangre y el cabello, en la sangre puede salir normal pero en el cabello no.

Un analisis del cabello puede dar information acerca del nivel de energia, del sistema inmunologico, tolerancia a los carbohidratos, balance emocional y actividad glandular. Al analizar el cabello da a saber exactamente cuales minerales y que suplementos nutricionales necesita el paciente, en lugar de estar tratando de adivinar que deficiencias tiene.

Como se realiza el analisis?

Se cortan varios cabellos limpios cercas del craneo, luego se cortan como 3 milimetros de las puntas y se tiran. El laboratorio requiere como una cucharada de cabello para hacer el examen, el examen mide:

* Macro-minerales que es el calcio, magnesio, sodio, potasio y fosforo
* Minerales traza como el zinc, coper, hierro, manganese, cromo, selenio, silicon y otros
* Metales toxico como el plomo, mercurio, arsenico, aluminio, nickel y otros.

Analizar el cabello es simple, rapido y no es tan costoso comparado con otros tipos de analisis y puede dar mucha informacion muy importante, lamentablemente la medicina convencional no lo toma en cuenta.

Que tan preciso es el analisis del cabello?

Se han echo muchos estudios acerca de este tema. "La agencia de proteccion el medio ambiente publico un articulo en Agosto de 1979 de 300 paginas donde hay mas de 400 reportes medicos acerca de analizar el cabello". Todos los autores de estos reportes estuvieron de acuerdo que es de gran valor para la salud analizar el tejido del cabello especialmente para detectar la presencia de metales pesados en el cuerpo.

Cuando el examen se hace correctamente, sin lavar el cabello en el laboratorio, el resultado es muy preciso. Los laboratorios que practican este tipo de analisis son inspeccionados por el gobierno y deben de tener los mismos estandares que los demas laboratorios donde se analiza la sangre.

Un analisis por minerales puede ayudar a identificar las causas nutricionales que llevan a depresion, a ansiedad, irritabilidad y cambios en el estado de animo, asi como tambien desorden de atencion y algunas formas de esquisofrenia.

Quiza piense, como puede ser esto posible? Esque el balance de nutrientes y minerales es muy importante para la salud emocional. Nutrientes como el coper, el zinc, manganesio afectan la percepcion de los niveles de los neurotransmisores y la actividad de las celulas de los nervios. Los metales toxicos como el aluminio, el mercurio, y el plomo afectan bastante el cerebro y el balance emocional de la persona.

Los expertos que analizan el cabello dicen que es una excelente manera para darse cuenta de ciertas necesidades nutricionales, cuando el examen se hace y se interpreta en forma correcta los resultados son muy precisos.

Homeopatia

La palabra homeopatia se deriva de una palabra griega que significa "similar". La homeopatia son remedios que se derivan de substancias naturales de las plantas, de minerales y de animales. Se ha usado por mas de 200 años y a provado ser muy efectiva para tratar enfermedades donde la medicina convencional tiene muy poco que ofrecer. A pesar de que es muy efectiva y de bajo costo, la homeopatia ha sido atacada por la ciencia medica. Se usa alrededor del mundo, la "Organizacion de la Salud Mundial" dice que la homeopatia es un sistema de la medicina tradicional que deberia de ser integrada a la medicina convencional. "La Administracion de Drogas y Alimentos" (FDA) sus siglas en ingles, dice que reconoce los remedios homeopaticos como una droga oficial.

Historia de la Homeopatia

La homeopatia nacio en Germania y en ese pais es un requisito para todos los estudiantes de medicina que estudien acerca de la homeopatia y sepan usarla en su practica. Se estima que el 20% de los medicos en Germania conocen y usan la homeopatia.

En Francia a las farmacias se les exije que tengan remedios homeopaticos junto con la medicina convencional. En Europa es mucho mas reconocida que aqui en America; sin embargo aqui en Estados Unidos cerca de 3,000 profesionales de la salud practican la homeopatia y este numero aumenta cada año.

En Gran Bretaña, los hospitales y las clinicas ven a la homeopatia como parte del sistema de salud. Existen muchos otros paises que estan usando la homeopatia como Mexico, Argentina, Brazil, etc. y su uso aumenta en un 20 a 30% cada año.

Como trabaja la Homeopatia

La homeopatia es parecida a las vacunas en la manera en que el cuerpo reacciona pero no en lo que contiene. La homeopatia son substancias naturales que administradas al cuerpo en grandes dosis pueden causar ciertas enfermedades. Se cree y se ha comprobado que al tomarlas en pequeñas dosis puede estimular al cuerpo a pelear en contra de la enfermedad. Esta teoria nacio atravez de muchos años de investigaciones y de experimentos con substancias que producen resultados similares. Se le conoce como la ley de lo similar.

De acuerdo al Dr. Hahnemann "cada caso de enfermedad se puede curar mas rapido y de manera permanente por una medicina que es capaz de producir en el cuerpo humano los sintomas mas similares a la enfermedad". En otras palabras, la misma substancia que administrada en grandes dosis produce los sintomas de la enfermedad, en dosis muy pequeñas puede curar, es por esto que digo que trabaja de manera similar a las vacunas. En una vacuna se administra en pequeñas dosis el mismo virus o bacteria que produce la enfermedad para que el cuerpo se haga immune a este tipo de virus o bacteria.

Entre mas se disuelve el remedio, mas potencia tiene, la mayoria de la gente piensa que entre mas grnade la dosis de una medicina, mas grnade sera su efecto y en realidad asi es en la medicina convencional, pero no en la homeopatia donde es todo lo contrario. Entre mas se diluya la substancia, mayor sera su potencia. Los remedios homeopaticos se preparan atravez de un proceso donde son diluidos con agua o con alcohol agitandolos vigorozamente. Los remedios homeopaticos son diluidos de tal manera que ninguna moleculas de la substancia original queda en el remedio y aun asi tiene un efecto tremendo en el cuerpo.

Proceso de sanidad usando la Homeopatia

El proceso de sanidad empieza eliminando los sintomas mas comunes o mas fuertes casi en forma inmediata. Mediante va progresando el proceso de sanidad puede que el paciente se sinta peor antes de sentirse bien, a esto se le llama la "crisis curativa". La mayoria de las personas densconocen esto y se asustan y llegan a pensar que estuvo peor el remedio que la enfermedad y terminan abandonando el tratamiento.

El Dr. Constantine Hering comocido como el Padre de la Homeopatia en America dice: "El proceso de sanidad empieza de lo mas profundo del cuerpo hacia las extremidades; desde los aspectos emocionales y mentales hacia lo fisico; y de la parte de arriba del cuerpo hacia abajo, empieza desde la cabeza, cuello, pecho, abdomen hacia las piernas y los pies". El paciente va recuperando su salud poco a poco.

Condiciones que pueden ser tratadas atravez de la homeopatia

La homeopatia es un sistema completo de medicina natural y es capaz de curar o mejorar casi culaquier condicion de salud. La homeopatia ha sido de gran utilidad y a tenido mucho exito al tratar la diabetes, artritis, asma, epilepsia, alergias, problemas en la piel, desordenes mentales y emocionales. Tambien se ha tenido exito en tratar condiciones como dolores de cabeza, problemas de las mujeres como sintomas premenstrual, fatiga irritabilidad, dolor de espalda, problemas respiratorios y problemas digestivos.

Se han echo estudios que han demostrado que puede ser muy efectiva para tratar la fibromalgia. El remedio homeopatico que se llama Rhus toxicodendron se ha usado para tratar la fibromalgia, este remdio a bajado la inflamacion y el dolor causado por la fibromalgia en un 20%, esto puede ser de gran ayuda para los pacientes con este problema; ya que la medicina convencinal no tiene mucho que ofrecer para esto.

Encontrando el remedio adecuado se puede tratar casi cualquier problema de salud. Otros estudios han enseñado que la homeopatia ofrece grandes beneficios para las personas que padecen de insomnia y la ansiedad que puede causar la insomnia. Tambien puede tratar la infeccion de los oidos, bronquitis, sinusitis, migraña y mareos por movimiento.

La homeopatia tiene sentido, en lugar de tomar medicina que suprima los sintomas como lo hace la medicina convencional, porque no usar un remedio que sea similar o que imite los sintomas para que se pueda empezar el proceso de sanidad.

El secreto de la homeopatia esta en encontrar la medicina que sea compatible con tus sintomas.

Hydroterapia

Es una terapia donde se usa el agua en sus diferentes formas: en forma solida como el hielo, en forma de vapor como en la sauna o en su forma liquida ya sea helada o caliente. Se ha usado por miles de años y por casi todas las culturas, diferentes doctores que usan la medicina alternativa la estan recomendando a sus pacientes como son los baños en agua caliente, el sauna, lavativas, ayunos donde se toma solamente agua pura para eliminar toxinas y limpiar el cuerpo. El administrar agua fria o caliente al cuerpo interna o externamente puede ser de gran ayuda en tratar diferentes condiciones de salud como el estres, dolor causado por artritis y otras condiciones; eliminar toxinas y bacterias que pueden causar enfermedades.

Como trabaja la terapia de Hydroterapia

El agua caliente ayuda a relajarse, por ejemplo cuando esta muy cansada o siente que tiene mucho estres, un baño de agua caliente en la tina de baño o en un Jacuzzi puede ser de mucha ayuda. El agua caliente estimula el sistema inmunologico y asiste al cuerpo en la eliminacion de toxinas por medio de la transpiracion. Los baños en agua caliente suavizan y relajan el cuerpo y pueden afectar a cada organo y cada systema del cuerpo. Es por eso que despues de un baño en agua caliente se siente renovada y relajada. Mientras que el agua helada estimula el cuerpo. De acuerdo al Dr. Douglas Lewis, el agua helada impide la inflamacion, dice que ayuda a comprimir los vasos sanguineos y asi se reducen los agentes que causan la inflamacion. Los baños de agua helada ayuda a fortalecer los musculos debiles y tambien dice que puede ayudar en casos de incontinencia.

Para que sea mas efectiva la terapia, al agua se le pueden agregar diferentes aceites escenciales, hierbas y minerales como los que menciono a continuacion:

Sal Epson: Ayuda a sudar, relaja los musculos, ayuda a bajar la inflamacion y las coyonturas adoloridas.

Avena: Es especialmente bueno para problemas en la piel como irritacion, picazon, alergias y quemaduras por el sol.

Carbonato: Alivia la irritacion y la comezon en la piel y actua como un antiseptico.

Aceite escencial de manzanilla: relaja la piel, abre los poros, actua como ayuda para problemas digestivos y promueve el sueño.

Aceite escencial de Limon: aumenta el flujo de orina. Tambien ayuda a tratar la apatia y el estado de alerta; ayuda a promover una sensacion de bienestar.

Aceite escencial de Rosas: Estimula el higado y la funcion del estomago, actua como antidepresivo. Es excelente para usarlo en el baño y combina bien con otros aceites. Es estimulante y realzador para la mente puede ser beneficioso para el trauma emocional.

Aceite escencial de Salvia: Estimula las glandulas del sudor.

Aceite escencial de Melaleuca: Tiene una aroma fuerte y fresca. Tiene propiedades antibacterianas, antifungicas, antiinflamatorias y antiviral.

Aceite escencial de Lavanda: Tiene una aroma dulce, fresca y floral
Tiene propiedades antibacteriano, desintoxicante, antiespasmodico y anti-inflamatorio. Ayuda a relajar el sistema nervioso.

Diferentes formas de hydroterapia son usadas por doctores naturopatas y diferentes clinicas que ofrecen terapias de salud. Muchas de estas terapias las podemos practicar en la comodidad de nuestro hogar ya que algunas de ellas son muy faciles.

Ejemplos de terapias usando el agua:

Hipertermia (causar fiebre), esto significa aumentar la temperatura en el cuerpo del paciente. Esto puede ser muy bueno para matar algunas clases de patogenos como puede ser virus o bacterias. Nosotros siempre vemos la fiebre como algo malo y que hay que bajarla de inmediato. De cierta manera la fiebre es algo bueno porque es una respuesta natural del cuerpo para destruir a invasores no deseados. Los virus y las bacterias no puedes sobrevivir en un ambiente caliente, es por esto que cuando ocurre una infeccion, el cuerpo responde aumentando la temperatura para destruirlos. Y que hacemos nosotros?, tomamos o damos a nuestros hijos un medicamento para bajar la temperatura. Si se deja a la persona con fiebre alta por un rato, la bacteria seria destruida por el mismo cuerpo sin necesidad del antibiotico. Clinicas que ofrecen esta terapia, ponen al paciente en baños de agua muy caliente para inducir fiebre y de esta manera destruir los agentes dañinos.

Baños en tina torbellino (whirpool), esta terapia puede ser muy Buena para ayudar a rehabilitarse cuando por algun accidente se lastiman los musculos y las coyonturas. Tambien ayuda a aliviar el estres. Este baño tambien puede ayudar a tratar heridas en la piel y a bajara la inflamacion.

Compressas de hielo (ice packs), es efectivo para aliviar trauna. Una herida, torcedura o inflamacion aguda. Se puede aplicar el hielo cada 20 minutos por las primeras 24 horas. Tambien se puede alternar helado y caliente, esto puede aumentar la circulacion para hacer que nutrientes vitales vallan hacia el area afectada y sacar desperdicios fuera del cuerpo.

Baños para los pies y las manos, meter los pies o las manos en agua caliente o helada es muy bueno para hacer que la sangre circule y se valla de las partes del cuerpo donde hay inflamacion y para sacar la congestion de algun organo del cuerpo. Esta terapia puede ayudar a mejorar el insomnio, la garganta irritada, resfrios, dolores menstruales, calambres en las piernas y el dolor causado por la gota. Un baño en los pies es un remedio efectivo para las manos y los pies frios, para la nausea y el mareo.

Si se alterna el baño de los pies con agua fria y caliente es muy efectivo para los nervios y los puntos de reflejos en los pies. Estos baños tambien pueden ayudar a aliviar dolor de dientes, dolores de cabeza, inflamacion de los tobillos, infecciones en los pies y congestion abdominal.

Llene dos soperas una con agua caliente y la otra con agua helada, ponga sus pies dentro del agua caliente por tres minutos, luego pongalos en el agua fria por treinta segundos. Saquelos y vuelvalos a poner en el agua caliente por tres minutos y despues en el agua fria por treinta segundos. Repitalo tres veces y termine en el agua fria. Se puede hacer varias veces al dia como sea necesario.

Vapor, el vapor del agua es excelente para limpiar y humectar la piel. Tambien ayuda a desaser la congestion nasal debido a un resfriado comun. Esto se puede hacer en su hogar, simplemente caliente suficiente agua, pongala en una sopera y puede agregar unas gotas de aceite de eucalipto o de manzanilla. Incline su cabeza cerca de la sopera y cubra su cabeza con una toalla, la toalla tambien debe de cubrir la sopera de agua, tenga cuidado de no acercarse demasiado al agua caliente. Permanezca unos 3 minutos en esa posicion, respirando lenta y profundamente, descance y vuelva a repetirlo. Al hacer esto su piel se sentira humectada y renovada.

Sauna, el sauna es una aplicacion de calor a todo el cuerpo en un ambiente humedo. El proposito de la sauna es aumentar la temperatura del cuerpo y promover en sudar. Esta terapia tambien ayuda a desintoxicar el cuerpo a travez de la transpiracion. Se debe de empezar despacio, el la primer terapia debe de ser de 5 minutos y se puede ir aumentando el tiempo gradualmente, sin durar mas de 20 minutos.

Tai Chi

Tai Chi es otra terapia alternativa que podemos usar para tratar problemas de salud. El Tai Chi es una serie de movimientos y ejercicios de relajacion, es una terapia originaria de China, los medicos chinos la usan en conjunto con la medicina convencional para tratar diferentes problemas como cancer, artritis, asma y problemas de la edad.

Estudios recientes que se han hecho en la China y en Estados Unidos enseñan que el Tai Chi puede reducir el estres, mejorar la circulacion y hace que el cuerpo sea resistente a enfermedades. El Tai Chi es muy popular en China y su popularidad tambien a crecido en Estados

Unidos. La Medicina Tradicional China dice que el Tai Chi estimula y nutre los organos internos haciendo que la energia circule atravez del cuerpo. Este tipo de movimientos deshace los bloques de energia y facilita que esta energia corra atravez de todo el cuerpo. El mayor beneficio del Tai Chi es mobilizar y armonizar la energia, los Chinos pienzan que al hacer esto la salud va a ocurrir en el cuerpo en forma natural.

Estudios que se han realizado han comprovado que Tai Chi ayuda a que el cuerpo pueda mantener balance y flexibilidad, tambien ayuda a mucho al sistema cardiaco y respiratorio a estar en buena salud, ya que incluye varios ejercicios de respiracion profunda, especialmente en personas de edad avanzada. Personas mayores que acostumbran practicar Tai Chi, despues de un tiempo se dan cuenta que tienen mejor flexibilidad y balance y su salud en general se beneficia con esta practica.

Tengo un video del Dr. Keith Jeffery, en este video el enseña como se hace cada movimiento paso por paso, a veces lo hago y se los recomiendo. Pienso que es muy importante que tomemos unos cuantos minutos del dia para respirar y relajarnos, si hace esto diariamente tendra un mejor dia, ya que esta es una muy buena manera de eliminar el estres y esto tambien le ayudara a estar mas alerta y concentrada en sus labores diarias. Si aprende a hacer los movimientos bien, una vez que los aprenda, solamente le tomara 4 minutos para hacerlo y de verdad le digo los beneficios son grandes, tratelo!

El buen entendimiento da gracia; mas el camino de los transgresores es duro.
Provervios 13:15

Capítulo 13

Salud Mental y Espiritual

Sabemos que estamos hechos a la imagen de Dios. Somos alma cuerpo y espiritu y cuando buscamos la salud del cuerpo, tambien deberiamos de buscar la salud del alma y del espiritu. En mi opinion, pienso que deberiamos primero buscar la sanidad del alma y del espiritu. Asi como no podemos separar a Dios del Hijo y del Espiritu Santo; nosotros mientas estemos en este cuerpo fisico, no podemos separarlo del espiritu y del alma por lo tanto es muy importante buscar la sanidad espiritual. Sabemos que al decir alma nos referimos a la mente, a la voluntad y a nuestras emociones. Estar enfermo del alma enferma al cuerpo fisico. La falta de perdon, los resentimientos enferman al cuerpo fisico.

La palabra de Dios dice en **Proverbios 4: 23 Sobre toda cosa guardada, guarda tu Corazon; porque de el mana la vida**. Al decir corazon pudiera verse como que abarca la totalidad del intelecto, de la emocion y de la voluntad de uno. El corazon es el centro del intelecto segun la palabra las personas meditan en su corazon. Salmos 19:14 dice Sean gratos los dichos de mi boca y la meditacion de mi corazon delante de ti.

El corazon es el centro de la emociones por eso la Biblia habla del corazon alegre, del corazon amoroso, del corazon acongojado, del corazon irritado, el corazon adolorido etc., que en realidad se refiere a la mente y a las emociones.

Es muy importante pedirle a Dios que nos ayude a guardar un corazon limpio sin enojo, sin amargura, sin dolor.

El Poder del Perdon

Es importante entender que significa perdonar y lo importante que esto es para nosotros. Perdonar a los demas y perdonarse a uno mismo. La persona que no perdona, no sabe que esto puede ser la causa de muchos de sus problemas y de sus enfermedades tambien.

Perdonar es la "accion de liberar a alguien de una obligacion para con usted, que es el resultado de una mala accion que lo perjudico" Por ejemplo alguien que le debe dinero, usted decide perdonarle la deuda, al hacer esto usted lo esta liberando de su obligacion de pagarle. Cuando rehusamos perdonar a otros es como si los tomamos como rehenes y cuando hacemos esto es como que estamos poniendo una condicion para poder liberarlo. Te perdono si haces lo que yo quiero. El verdadero perdon debe de ser incondicional, asi como Jesus nos perdono, El no nos pidio nada a cambio para cancelar la deuda, simplemente dio su vida. La falta de perdon enferma el cuerpo y el alma, entre mas tiempo tarde para perdonar mas raices de amargura se van formando y va a ser mas dificil perdonar. La persona que no perdona, siempre pierde. El que se niega a perdonar cosechara corrupcion en su vida y esa corrupcion afectara sus relaciones incluyendo su relacion con Dios. Guardar resentimiento es como agarrar una serpiente por la cola, con seguridad que lo va a morder. Cuando el veneno de la amargura se esparce por todas las facetas de su personalidad, provoca la muerte espiritual y la muerte espiritual es mucho peor que la muerte fisica. El perdonar es una decision, no es si siente hacerlo, es simplemente tomar la decision de hacerlo. Aunque todavia sienta dolor o coraje, nomas decida perdonar y algo grande va a pasar en su vida. Al momento que decide perdonar va a ser libre y tambien va a liberar a la persona que esta pardonando. Ademas la falta de perdon como el pecado nos separa de Dios, se pierde la relacion intima con Dios. No va a dejar de ser hijo de Dios, pero sus oraciones no van a ser contestadas. La Biblia dice que si nosotros no perdonamos a los que nos ofenden, tampoco el Padre podra perdonarnos a nosotros. Dios nos ha perdonado tanto y nos sigue pardonando cada dia, porque siempre estamos fallando a Dios y nosotros a veces no queremos perdonar una pequeña ofensa que alguien nos hace.

Si usted esta enferma y ha buscado su sanidad de diferentes maneras y no ha podido recuperar su sanidad, le aconsejo que practique el perdon. Por ejemplo la persona que tiene artritis, debe de escudriñar su Corazon y pedirle a Dios que le enseñe si existen raices de amargura, o falta de perdon; ademas de tomar suplementos que le pueden ayudar a sanar. Es muy importante que perdone y que trate de mantener un Corazon limpio.

Salmos 32:3 dice: Mientras calle, se envejecieron mis huesos en mi gemir todo el dia.

El pecado o la falta de pedon nos hace envejecer antes de tiempo. La persona que tiene amargura en el Corazon, que nunca sonrie, por lo general se va a ver mas vieja que lo que realmente es. Asi que practique el perdonar a los demas y a usted mismo. A veces nos cuesta mucho trabajo perdonarnos a nosotros mismos, se nos hace muy dificil creer que asi tan facil Dios nos puede perdonar. La palabra de Dios dice que al momento que uno se arrepiente Dios nos perdona y no se vuelve a acordar de ese pecado, pero nos cuesta tanto aceptar el perdon de Dios. Acepte el perdon de Dios y sea libre de toda culpa.